国医绝学百日通

# 美味药膳保健康

李玉波　翟志光　袁香桃◎主编

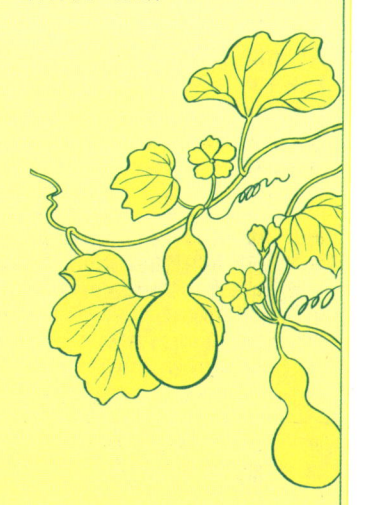

中国科学技术出版社
·北京·

## 图书在版编目（CIP）数据

美味药膳保健康 / 李玉波, 翟志光, 袁香桃主编. —— 北京：中国科学技术出版社, 2025.2
（国医绝学百日通）
ISBN 978-7-5236-0766-4

Ⅰ.①美… Ⅱ.①李… ②翟… ③袁… Ⅲ.①食物疗法—食谱 Ⅳ.①R247.1②TS972.161

中国国家版本馆CIP数据核字（2024）第098704号

| 策划编辑 | 符晓静　李洁　卢紫晔 |
|---|---|
| 责任编辑 | 曹小雅　王晓平 |
| 封面设计 | 博悦文化 |
| 正文设计 | 博悦文化 |
| 责任校对 | 邓雪梅 |
| 责任印制 | 李晓霖 |

| 出　　版 | 中国科学技术出版社 |
|---|---|
| 发　　行 | 中国科学技术出版社有限公司 |
| 地　　址 | 北京市海淀区中关村南大街 16 号 |
| 邮　　编 | 100081 |
| 发行电话 | 010-62173865 |
| 传　　真 | 010-62173081 |
| 网　　址 | http://www.cspbooks.com.cn |

| 开　　本 | 787毫米×1092毫米　1/32 |
|---|---|
| 字　　数 | 4100千字 |
| 印　　张 | 123 |
| 版　　次 | 2025 年 2 月第 1 版 |
| 印　　次 | 2025 年 2 月第 1 次印刷 |
| 印　　刷 | 小森印刷（天津）有限公司 |
| 书　　号 | ISBN 978-7-5236-0766-4 / R·3282 |
| 定　　价 | 615.00元（全41册） |

（凡购买本社图书，如有缺页、倒页、脱页者，本社销售中心负责调换）

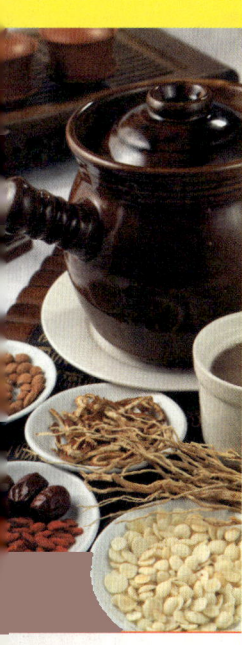

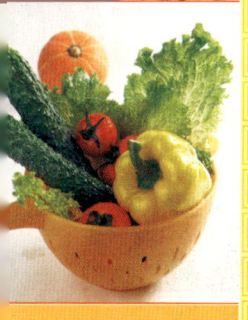

# 【目录】

## 第一章
### 中药食疗面面观

中药食疗的特点与优势..................2
中药食疗的内容与分类..................3
中药食疗的相关禁忌....................5

## 第二章
### 常见病的药膳食疗方

**药膳的养生功效和应用原则**............8
高血压..............................10
心脏病..............................11
慢性支气管炎........................12
感冒................................13
便秘................................14
骨质疏松............................15
外阴瘙痒............................16
神经衰弱............................17
耳鸣................................18
头痛................................19
食欲不振............................20
鼻窦炎..............................21
口腔溃疡............................22
肺结核..............................23

| | | | |
|---|---|---|---|
| 尿道炎 | 24 | 糖尿病 | 33 |
| 高血脂 | 25 | 冠心病 | 34 |
| 牙痛 | 26 | | |
| 更年期综合征 | 27 | | |
| 崩漏带下 | 28 | | |
| 乳腺增生 | 29 | | |
| 乳房发育不良 | 30 | | |
| 阳痿、早泄 | 31 | | |
| 前列腺炎 | 32 | | |

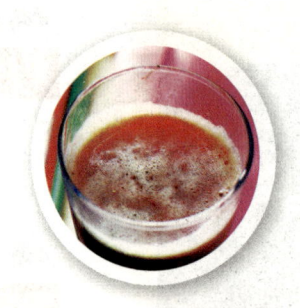

## 第三章

# 养生、美容、祛病的必备中药

| | | | |
|---|---|---|---|
| **煎煮、服用中药有诀窍** | 36 | 红花 | 50 |
| 阿胶 | 38 | 黄连 | 51 |
| 艾叶 | 39 | 鸡内金 | 52 |
| 板蓝根 | 40 | 金银花 | 53 |
| 薄荷 | 41 | 荆芥 | 54 |
| 柴胡 | 42 | 菊花 | 55 |
| 车前子 | 43 | 决明子 | 56 |
| 沉香 | 44 | | |
| 当归 | 45 | | |
| 冬虫夏草 | 46 | | |
| 甘草 | 47 | | |
| 葛根 | 48 | | |
| 何首乌 | 49 | | |

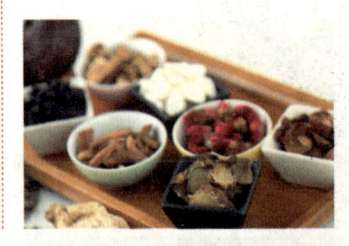

| | | | |
|---|---|---|---|
| 苦丁茶 | 57 | 三七 | 66 |
| 灵芝 | 58 | 熟地黄 | 67 |
| 芦荟 | 59 | 酸枣仁 | 68 |
| 鹿茸 | 60 | 五味子 | 69 |
| 罗汉果 | 61 | 夏枯草 | 70 |
| 木瓜 | 62 | 燕窝 | 71 |
| 柠檬 | 63 | 益母草 | 72 |
| 人参 | 64 | | |
| 肉桂 | 65 | | |

## 第四章

## 药食两用，养生防病不苦口的药膳

| | | | |
|---|---|---|---|
| **何谓药食两用** | 74 | 大枣 | 86 |
| 冬瓜子 | 75 | 蜂蜜 | 87 |
| 枸杞子 | 76 | 百合 | 88 |
| 桑葚 | 77 | 薏苡仁 | 89 |
| 马齿苋 | 78 | | |
| 小茴香 | 79 | | |
| 麦芽 | 80 | | |
| 杏仁 | 81 | | |
| 陈皮 | 82 | | |
| 山楂 | 83 | | |
| 芝麻 | 84 | | |
| 淮山 | 85 | | |

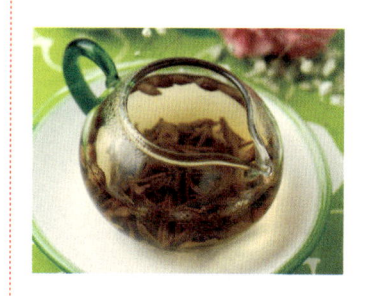

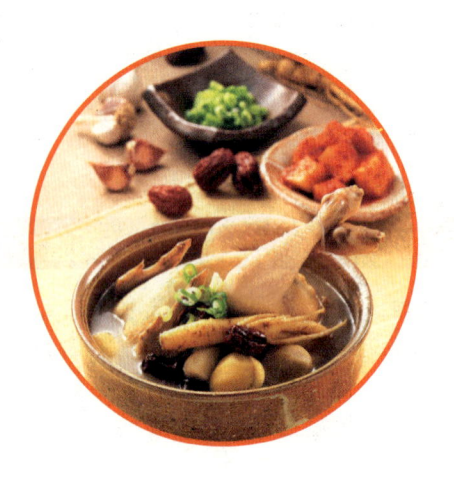

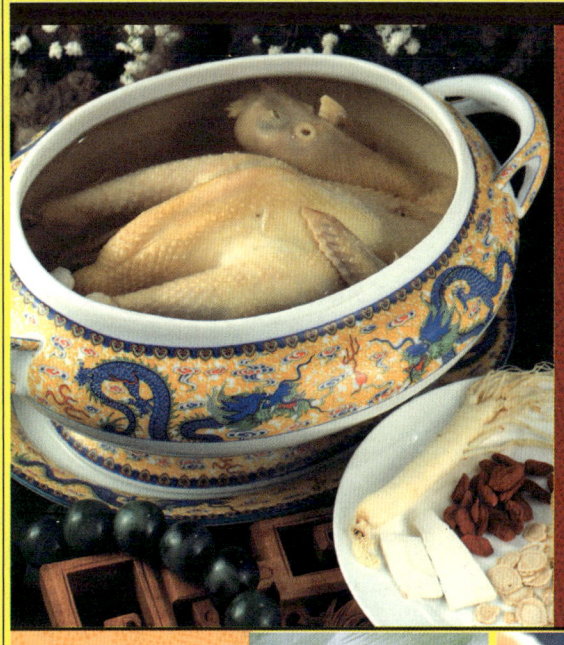

## 第一章 中药食疗面面观

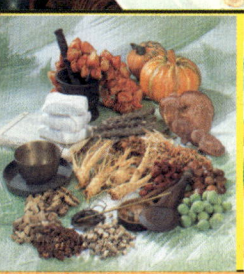

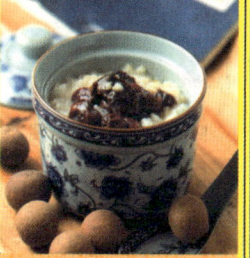

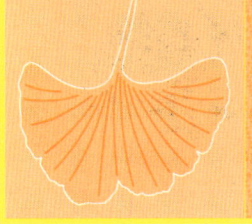

中药食疗源远流长，具有美味可口、服食方便等多种优势，是人们在日常生活中进行强身健体、防病治病的首要选择！

# 中药食疗的特点与优势

中药食疗源远流长,"神农尝百草"的传说反映了早在远古时期,中华民族就已经开始探索食物和药物的功用了,也因此有了"药食同源"之说。我国现存最早的药学专著《神农本草经》就记载了许多既是药物又是食物的品种,如大枣、生姜、薏苡仁等,为中药食疗奠定了丰富的理论基础。

## 中药食疗的特点

中医汉方食疗是在中医理论指导下,单纯由各种食物或药物和食物相结合,采用传统的饮食烹饪技术或现代加工方法,制成一种既美味十足,又可以防病治病、强身益寿的特殊食品。

## 中药食疗的优势

◎**良药可口,服食方便。** 由于中药汤剂多有苦味,故民间有"良药苦口"之说。而药膳使用的材料多为药、食两用之品,因为拥有了食品的色、香、味等特性,所以即使加入了部分药材,也会通过与食物的调配及精细的烹调,制成美味可口的佳品。

◎**防治兼宜,效果显著。** 中药食疗既可治病,又可强身防病,这是其有别于药物治疗的特点之一。药膳多是平和之品,但其防治疾病和健身养生的功效却非常显著。

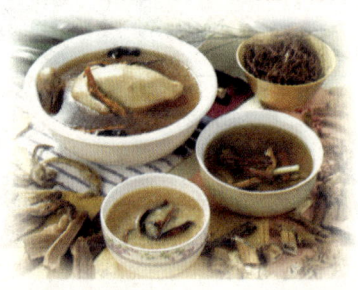

药膳不仅美味可口,而且服食方便

# 中药食疗的内容与分类

中药食疗是指以适当的中药为载体，在中医理论的指导下，通过单方或辨证配方，选择合适的中药和食物一起烹调加工，从而起到保健或治疗疾病的一种方法。中药食疗方主要包括食疗中药和食疗药膳两部分。

## 食疗中药

食疗中药是指具有防治疾病或保健康复作用的饮食，又称为"食用中药""食疗本草"或"食物中药"等。这类食疗中药包括谷物、水果、蔬菜、调料、禽兽、水产等。根据使用特性，又可分为单方独味、中药复方、中药经方、中药验方、民间偏方等。

## 食疗药膳

药膳是由具有治疗作用的药物、食物和调料配制而成的膳食。它既可单独由食疗中药加工制成，又可以中药材和食物为原料，按照一定的配方加工烹调而成。根据其加工制作方法及形态，可分为以下十类。

◎**饮品**。饮品是一种液体食疗剂型，一般是用食疗中药或与部分药材一起加水略煎煮、去渣取汁而成，可作为饮料日常服用。如治疗肝硬化腹水的复方玉米须饮。

◎**汤品**。汤品是将食疗中药、药材和溶媒（一般用水，也可用酒、蜜等）混合煎煮而得的液体，又称汤剂药膳。如《伤寒论》中介绍的当归生姜羊肉汤。

◎**鲜汁**。鲜汁是指将新鲜水果等食疗中药或与某些新鲜中药材一起洗净、压榨成汁。如五汁饮中的荸荠汁、鲜芦根汁、鲜藕汁、梨汁及鲜麦冬汁。

◎**药茶**。药茶又称"代茶饮"，是指将含有茶叶或不含茶叶的药物经粉碎、混合而成的粗末制品（有些药物饮片不经粉碎亦可），用开水沏后或加水煎煮后即可像日常饮茶一样频饮。药茶中常含有瓜果蔬菜类食疗中药，一般不用味道过苦的药材。如治疗风寒感冒的姜糖茶是由生姜、红糖组成的。

◎**药酒**。药酒是中药与酒相结合的一种液体剂型，可用浸泡法或酿制法制剂。其中的药物常选用食疗中药。如用于支气管哮喘缓解期的参蛤虫草酒等。

◎**药粥**。药粥是由药物或药汁与米同煮而成的、具有治疗或保健作用的粥。如百合、薏苡仁、桂圆、红小豆、白扁豆、大枣之类的食疗中药，可与米一起淘洗干净后同煮；若用其他药材煮粥，可先将药材加水煎煮、去渣取汁，再与米同煮成粥；也可在粥将熟时加入药物细末或药汁，再稍煮即可服食。

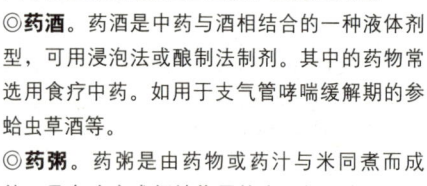

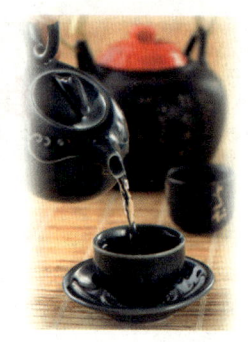

*药茶是一种很好的食疗药膳*

◎**蜜膏**。蜜膏亦称膏滋或煎剂，是将食疗中药或与中药材一起加水煎煮、去渣、取汁、浓缩后，加入蜂蜜或蔗糖而制成的稠厚状半流体制剂。如用于支气管哮喘的贝母梨膏。

◎**药糕**。药糕是由具有治疗或保健作用的食疗中药或与有关中药材一起研为细粉，再与米粉、麦粉或豆粉相混合，或加适量白糖、食用油做成糕，再蒸熟或烘制而成的熟食。如用于治疗慢性肠炎的八珍糕。

◎**药饼**。药饼是将具有治疗或保健作用的食疗中药或有关药物一起研为细粉，与麦粉、米粉或豆粉混合，或加适量枣泥、白糖、食用油等做成饼状，经蒸、烙、烘烤或煎等方法而制成的熟食。如治疗虚寒型慢性胃炎、消化性溃疡的温中健胃饼。

◎**菜肴**。菜肴是药膳的一个大类，包括各种具有治疗或保健作用的荤素菜肴，是由鸡、鸭、鱼、蔬菜等与药物及调料烹调而成。其烹调加工方法有炖、焖、煨、蒸、煮、熬、炒、烧等。

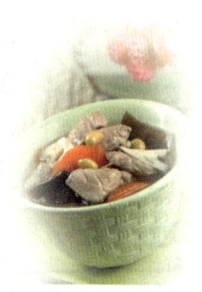

*菜肴不但美味，更是一种可以疗疾的药膳*

# 中药食疗的相关禁忌

中药食疗虽然具有很多优点，但是在服用时，特别是与其他中药搭配服用的过程中，还是要注意一些禁忌的。这是因为有些中药之间相克，不能搭配服用，否则轻则会破坏各种中药本身的功效，重则会引发其他不适症状。

此外，并非只有中药与中药之间才存在着搭配禁忌，中药与食物、食物与疾病之间也存在着这一关系。所以，本节将详细讲述常见中药、食物及疾病之间的用药法则，以帮助您科学用药，促进病情好转。

## 中药之间的配伍禁忌

俗话说："是药三分毒。"所以，我们选用药材时应当谨慎再谨慎，更不可随意胡乱地搭配中药。我们的先人经过千百年的摸索，逐渐探索出一些中药之间配伍的禁忌，并编成了歌诀，称为"十八反歌"和"十九畏歌"。

### 十八反歌诀

本草明言十八反，半蒌贝蔹芨攻乌。

藻戟遂芫俱战草，诸参辛芍叛藜芦。

具体来说，就是乌头反贝母、瓜蒌、半夏、白蔹、白及；甘草反甘遂、大戟、海藻、芫花；藜芦反人参、沙参、丹参、玄参、细辛、芍药。

### 十九畏歌诀

硫黄原是火中精，朴硝一见便相争。

水银莫与砒霜见，狼毒最怕密陀僧。

巴豆性烈最为上，偏与牵牛不顺情。

丁香莫与郁金见，牙硝难合京三棱。

川乌草乌不顺犀，人参最怕五灵脂。

官桂善能调冷气，若逢石脂便相欺。

大凡修合看顺逆，炮㸌灸煨莫相依。

具体来说，就是硫黄畏朴硝，水银畏砒霜，狼毒畏密陀僧，巴豆畏牵牛，丁香畏郁金，牙硝畏三棱，川乌、草乌畏犀角，人参畏五灵脂，官桂畏石脂。这些都是临床用药需要注意的一些禁忌。

## 中药和食物之间的禁忌

◎**茯苓忌香蕉、橘子**：茯苓的主要功效是利尿，在服用期间，钾会在血液中滞留，如果食用富含钾的香蕉、橘子，会导致体内钾蓄积过量，易诱发与心脏、血压相关的并发症。

◎**双黄连忌大蒜**：双黄连是清热解毒、治疗外感风热的常见中药，性凉。而大蒜性热，若服用双黄连的同时食用大蒜，就会降低药效。

◎**五味子忌牛奶**：五味子是有名的止泻中药，而牛奶不仅可以降低五味子的药效，其含有的乳糖还会加重腹泻症状。

◎**板蓝根忌冷饮**：板蓝根性凉，服用前后如果再吃冰激凌之类的冷饮，就会凉上加凉，如果肠胃难以承受便会发生腹泻。同样，绿豆、香蕉、黄瓜等凉性食物都不宜与板蓝根同食。

## 疾病和食物之间的禁忌

◎肠胃功能弱者忌食黏滑、油腻的食物。

◎患有红肿热痛的外科疮疡者忌食牛肉、羊肉、鱼、蟹等食物。

◎头昏失眠、性情急躁者忌食胡椒等辛辣食物。

◎伤寒、温湿等症者忌食油腻厚味的食物。

◎水肿患者忌食坚固、油煎及生冷性食物。

◎肝阳抽风、肝风癫痫、过敏的患者忌食带鱼、羊肉等发物。

◎热性病患者忌食辛辣、油炸食物。

◎痰湿阻滞、消化不良、泄泻、腹痛患者忌食生冷食物。

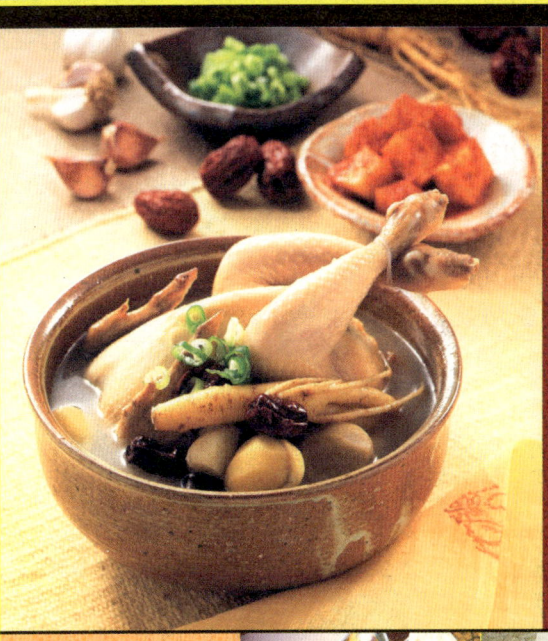

# 第二章 常见病的药膳食疗方

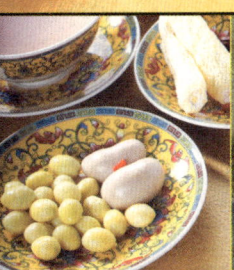

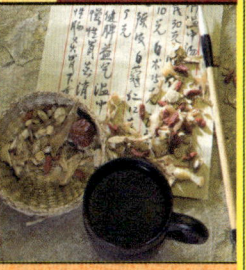

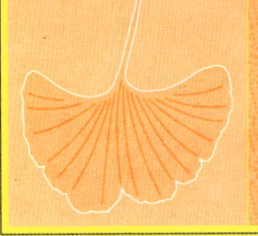

药膳不仅能预防疾病,还能配合药物帮助改善某些病症。因此,当患上一些常见疾病时,如感冒、头痛、高血压等,可尽量用药膳进行有针对性的调理!

# 药膳的养生功效和应用原则

## 药膳的养生功效

### □ 增强体质

制作药膳的原料不同,其功效也会有所区别,但总体而言,药膳是一种温和的调理性食物,能增强体质,保持人体的健康。

### □ 预防疾病

人体在不同的季节易患不同的疾病,如果每个季节都能做到合理膳食,就能起到预防疾病的目的。

例如:春季常食菠菜粥、菊花粥可以起到养护肝脏的作用;夏季吃荷叶莲子粥、绿豆粥可清热解暑;秋季吃沙参粥、玉竹粥可以利脾养胃、生津液;冬季吃生姜粥、苁蓉羊肉粥可提高抗寒能力等。

### □ 改善病症

药膳不仅能预防疾病,还能配合药物帮助缓解某些病症。据资料记载,药膳粥适用的病症有30多种,其中咳喘、水肿、感冒、食积、胃病、便秘、泄泻、痢疾、胎动不安、呕吐、发热等疾病较为常见。因此,当患上上述疾病时,可尽量用药膳进行调理。制作此类药膳常用的食材有:萝卜、葱白、冬瓜、莲子、乌鸡、绿豆等。

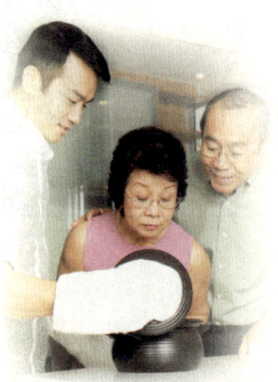

药膳可以调理气血、滋补养生,全家均可食用

### ☐ 滋补保健

人们食用药膳，重在滋补与调理，所以儿童、中老年人、孕产妇及体弱多病者可以经常食用。在进行药膳调理时，可以根据这些人群的年龄特点、体质特征及身体各个器官的具体状况来制定具体的方案，从而达到保健与养生的目的。

### ☐ 延年益寿

具有延年益寿作用的药膳多需一些中草药的配合来制作成药粥或菜品，以达到提高免疫力、抵抗衰老、健康长寿的目的。人参、枸杞子等是不错的选择。

### ☐ 美容养颜

中医认为，人的外在容貌与人体的五脏六腑、气、血、津液等都有着密切的联系。因此，要想达到美容养颜的目的，就必须从内部调理入手。而具有养生功效的药膳，恰好可以调五脏、润六腑，间接起到美容养颜的功效。

## 药膳的应用原则

### ☐ 处理好药物治疗与药膳的关系

虽说无病者不必用药，但适当食用某些保健养生药膳，可以对禀赋不足、身体虚弱或年老者起到意想不到的功效。而对于患病者，特别是一些急重疑难患者，如果在治疗期间能配合药膳治疗，更能提高疗效。当然，除此之外，药膳更适用于在疾病康复期或某些慢性病的患者。但是需要指出的是，药膳的治疗范围虽较药物治疗更为广泛，但其针对性和特效性远比药物治疗差。若两者配合应用，相辅相成，可能会取得更好的效果。

### ☐ 适量有恒

"饮食有节"是中医重要的养生保健原则，药膳食疗同样应适量而有节制，短期内不宜进食过多，不可急于求成。一般而言，1日适合食用1次，或是根据自身状况经常小量服食，持之以恒，久之定能收效。

# 高血压

高血压是指在静息状态下，动脉收缩压和／或舒张压增高，常伴有脂肪和糖代谢紊乱等代谢病变，以器官重塑为特征的全身性疾病。头疼、眩晕、耳鸣、心悸气短、肢体麻木等都是高血压的危险症状。

## 单方独味

**莲子心茶**：莲子心2～3克，开水冲泡，代茶饮。

**罗布麻叶茶**：罗布麻叶15～20克，开水冲泡，代茶饮。

**地骨皮煎汁**：地骨皮50克，水煎服，每日1剂。

## 中药验方

**补阴止晕方**：生牡蛎（先煎）30克，元参、白芍、钩藤（后下）各15克，怀牛膝10～12克，甘草3克。水煎服，每日1剂。适用于高血压阴虚阳亢者。

## 民间偏方

**醋浸花生米**：花生米、醋各适量，将花生米放在醋中浸泡7天。每日早晚各吃10颗花生米。此方可清热、活血。

**柿子牛奶**：柿漆（即未成熟柿子榨汁）30毫升，牛奶500毫升。牛奶热沸，倒入柿漆，每日分3次服用。此方可清热降压，适用于有中风倾向者。

## 美味药膳

### 决明子菊花粥

炒决明子12克，白菊花9克，粳米半杯，冰糖少许。将决明子、白菊花共煎汤，去渣取汁；粳米淘洗干净，与决明子菊花汁一同煮粥，即将熟时加入冰糖调味。每周服用2次。

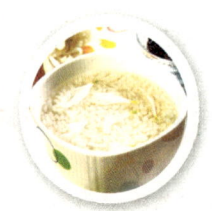

### 皮蛋紫菜粥

皮蛋1个，粳米半杯，紫菜、葱花各适量。将紫菜洗净，撕成小块，皮蛋剥好、切好；将粳米加清水煮粥，待粥熬煮软烂时，将皮蛋块、葱花、紫菜一起放入锅中，稍煮片刻。此粥可以作为晚餐经常食用。

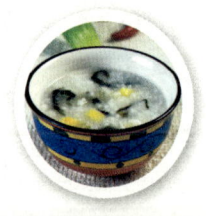

# 心脏病

心脏病是一种慢性病，是心脏疾病的总称，包括风湿性心脏病、先天性心脏病、高血压心脏病等多种类型。其高发人群包括吸烟者、高血压患者、糖尿病患者、有家族遗传病史者、肥胖者等。

## 中药验方

**益气活血汤**：炙黄芪50克，淮小麦、毛冬青、丹参、益母草各30克，当归、川芎、桃仁各9克，桂枝、炙甘草各6克。水煎服，每日1剂。

## 民间偏方

**莪术猪心饮**：莪术25克，猪心1个。将莪术洗净切片，与洗净的猪心一起放入锅中，加适量清水煮熟，放少许盐、味精调味。

**三七红花蒸鸽蛋**：三七10克，红花5克，鸽蛋5个，鸡汤200毫升，盐适量。将三七研成细末，红花洗净，鸽蛋煮熟去壳。将鸡汤放入锅内，再倒入所有材料同煮25分钟即成。

## 美味药膳

### 芦笋薏苡仁粥

芦笋4根，薏苡仁半杯，大米1碗，盐少许。将薏苡仁洗净后，用清水浸泡一夜，备用；芦笋洗净，切成段，备用；大米加适量水煮成粥，再将泡软的薏苡仁放入锅中同煮，起锅前3分钟放入芦笋段稍煮，最后加入少许盐调味即可起锅。

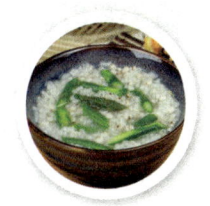

### 桂圆甜荞粥

荞麦半杯，桂圆肉4大匙，红糖适量。先将荞麦淘洗干净，加水煮粥，待粥熟软后加入桂圆肉、红糖再煮约5分钟，搅匀，离火后再焖盖10分钟。

### 什锦蔬菜粥

粳米半杯，西蓝花、洋菇、香菇、胡萝卜丝各50克，高汤适量，将其一起放入锅中煮粥，最后加调料调味。

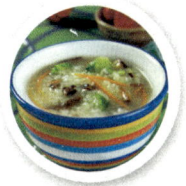

# 慢性支气管炎

慢性支气管炎是一种多在秋冬季发作的慢性疾病，早期症状较轻，容易被人们忽视。随着病情的不断发展，肺功能不断遭受损害，对健康的影响也会越来越大。中医认为，慢性支气管炎属于咳嗽、咳喘的范畴，与肺、脾、肾三脏的功能失调密切相关，因此，不抽烟、加强锻炼、远离刺激性的环境可以预防慢性支气管炎。

## 中药验方

**清肺化痰健脾汤**：鱼腥草、败酱草、薏苡仁各25克，黄芩、贝母、杏仁各9克，桑白皮15克，茯苓、炒白术各12克，桔梗、炙甘草各6克。水煎服。

## 民间偏方

**扁柏冬瓜汤**：扁柏、冬瓜皮各10克，豆腐1块。水煎服，每日1剂。

**佛手半夏汤**：佛手、法半夏各6克，白糖适量。水煎服，用于慢性支气管炎引起的湿痰咳嗽。

## 美味药膳

### 燕麦薏苡仁白果粥

燕麦、薏苡仁各120克，白果15克，豆浆750克。将燕麦、薏苡仁分别洗净，泡水约1小时，备用。锅内放入适量清水、豆浆、燕麦、薏苡仁、白果慢慢炖煮至浓稠。此粥适用于慢性支气管炎引起的湿痰咳嗽。

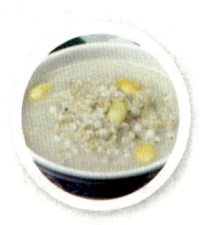

### 半夏小米粥

小米半杯，半夏适量。先将小米淘洗干净，半夏洗净，备用；然后将小米、半夏与适量水一同放入锅中煮成粥。可作晚餐食用。

### 莱菔子粳米粥

莱菔子2大匙，粳米半杯。将莱菔子与适量水一同放入锅中煎取汁液，去渣留汁；粳米淘洗干净，放入莱菔子汁中一同煮成粥。可坚持服用。

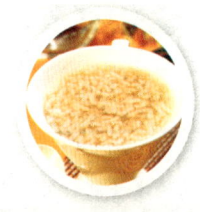

# 感冒

感冒是一种呼吸道常见病。通常，普通感冒是由受凉或暑热引起的，流行性感冒则是由感冒病毒或细菌引起的传染病症，通常在寒冷季节多发。

## 单方独味

**黄芪茶**：黄芪2～3克，用开水冲泡，代茶饮。

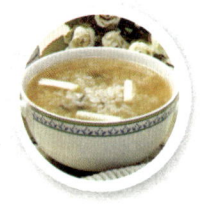

## 中药验方

**气血双补方**：黄芪25克，当归9克，大枣10颗，水煎服，每日1剂。适用于气虚贫血、免疫力降低者。

**益气健脾方**：人参（去芦）、白术、茯苓（去皮）各9克，炙甘草6克，水煎服。适用于有面色苍白、气短乏力、食欲不振等症状的感冒患者。

## 民间偏方

**藿香粳米粥**：鲜藿香30克，粳米2大匙。将粳米淘洗干净，与适量水一同放入锅中煮粥。粥将熟时，放入鲜藿香，搅拌均匀，再煮片刻，煮出香味即可关火。每日服用1次。

**刺五加酒**：刺五加200克，浸泡到1000毫升白酒中，泡10日后服用，每次服用15～35毫升，每日1次。此方尤其适用于中老年人等免疫力降低者。

## 美味药膳

### 莴笋粳米粥

莴笋100克，粳米半杯，猪肉末3大匙，盐2小匙。将莴笋去根，洗净，切小块；粳米淘洗干净，加水煮熟后放入盐、肉末煮至粥将熟时加入莴笋，煮成粥。

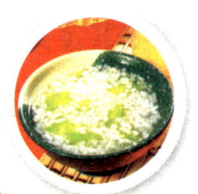

### 葱白豆豉粥

葱白3根，豆豉1小匙，粳米1杯，盐适量。将粳米洗净，加入适量水以大火煮沸后转小火煮至半熟；葱白洗净切段，和豆豉一同加入粥中，续煮10分钟，加盐调味。

# 便秘

便秘是指排便次数明显减少，每2～3天或更长时间一次，且排便无规律，粪质干硬，还常伴有排便困难感等。它并不是一种具体的疾病，而是多种疾病都会导致的一种症状。中医认为，便秘主要是由贪吃辛辣刺激性食物、忧愁思虑、久坐久病等原因造成的。

## 中药验方

**白术散**：生白术适量，粉碎成细末，温水送服，每次10克，每天3次。用于体虚性便秘。一般情况下，用药3～5天大便即可恢复正常。大便正常后，每周服药2～3天。

## 民间偏方

**蜂蜜甘蔗汁**：蜂蜜和甘蔗汁各1杯，混匀，每日早晚空腹饮用。适用于热结便秘。

## 美味药膳

### 松仁粳米粥

松仁1大匙，粳米3大匙。将粳米洗净，加适量水煮粥；松仁加水研末做膏，加入粥内，煮沸2～3次即可。

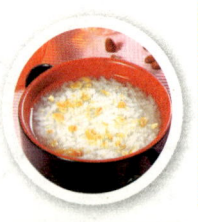

### 胡萝卜菠菜粥

胡萝卜100克，菠菜50克，粳米半杯。胡萝卜切成小丁；菠菜用开水余烫后切成碎末；将胡萝卜、菠菜与洗净的粳米一起煮粥。

### 空心菜粳米粥

空心菜200克，粳米半杯，盐适量。将空心菜洗净、切碎，粳米淘洗干净。锅内加入适量清水，放入粳米煮至快熟时，放入空心菜，加盐，再煮10分钟即可。

### 芦根紫苏粥

绿豆、芦根各100克，生姜10克，紫苏叶15克。将芦根、生姜、紫苏叶分别洗净、切成小片，加水煎汤，去渣取汁；再将绿豆与药汁共煮成粥。

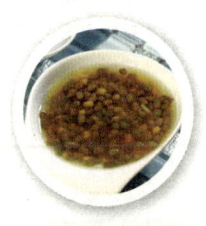

# 骨质疏松

骨质疏松是骨质疏松症的简称,是以骨量减少、骨脆性增加和骨折危险性增加为特征的一种系统性、全身性骨骼疾病,以中老年人较为常见。根据致病原因的不同可分为三类:原发性骨质疏松症、继发性骨质疏松症及原因不明的特发性骨质疏松症。

## 中药经方

**六味地黄汤**:熟地黄24克,山萸肉、淮山各12克,泽泻、牡丹皮、茯苓各9克。水煎服,每日1剂。

## 民间偏方

**补蚀散**:桃仁、莪术、水蛭、牛膝、鸡血藤、大黄各等量。将其研成细末,装袋,每袋40克。每次用1袋涂敷患处,3日换药1次,10次为一个疗程。

## 美味药膳

### 海鲜豆腐粥

大米半碗,嫩豆腐1盒,虾仁或鱼肉200克,葱1根,姜2片,芹菜1棵,水淀粉适量,料酒1小匙,胡椒粉、盐各少许。先将大米淘洗干净,加适量水熬煮成粥;芹菜切末,嫩豆腐切成条状,葱切成段,姜切成片;油锅烧热,将葱段、姜片放入油锅中爆香后,加入虾仁或鱼肉,淋上料酒继续爆炒片刻,再放入豆腐,粥一起熬煮至入味;最后将水淀粉、盐加入锅中搅拌均匀后关火,起锅前撒上胡椒粉及芹菜末点缀、提味即可食用。

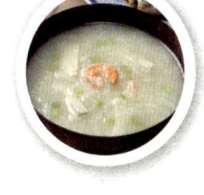

### 红豆核桃糙米粥

红小豆半杯,核桃仁适量,糙米1杯,红糖1大匙。将糙米、红小豆淘洗干净,沥干,加适量水以大火煮沸后,转小火煮约30分钟,加入核桃仁以大火煮沸,再转小火煮至核桃仁熟软,最后加入红糖续煮5分钟。

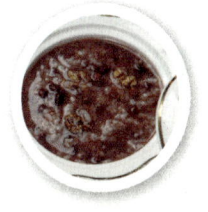

# 外阴瘙痒

外阴瘙痒属中医"阴痒""阴门瘙痒"的范畴，一般多见于中年女性。瘙痒加重时，患者会坐卧不安，影响正常的生活和工作。该病的发生多是由脾虚生湿、肝经湿热下注、肝肾不足、精亏血虚或生风化燥等原因所致。

## 单方独味

**青蒿茎叶水**：青蒿茎叶90~120克，水煎后熏洗患处。

## 中药验方

**加味四物汤**：当归、炒白芍、制首乌、土茯苓各12克，川芎、黄檗各6克，熟地黄15克，龟板、麦冬、知母、花粉各10克。水煎服，每日1剂，早晚分服。

**萆薢渗湿汤合龙胆泻肝汤**：粉萆薢、生山栀、赤芍各12克，地肤子、白鲜皮、知母、黄檗、苦参各10克，龙胆草、黄芩、木通各9克，泽泻15克。水煎服，每日1剂。此方有清热泻肝、利湿止痒的功效。

## 民间偏方

**狼牙草蛇床子熏洗法**：狼牙草60克，蛇床子90克。将其水煎后热洗外阴部，每日1次。

**鲜桃叶熏洗法**：鲜桃叶500克。加水煎汤后熏洗患部，每日2次，连用1周。

**地龙石榴皮服洗两用方**：地龙30克，马齿苋20克，石榴皮20克，土茯苓12克。水煎服，或水煎后用其熏洗外阴部。

## 美味药膳

### 薏苡仁鸡汤

鸡1只，薏苡仁50克，姜末、葱段、党参、盐、胡椒粉、料酒、味精各适量。将鸡去爪洗净，入沸水锅中氽烫去血水，再次洗净；党参、薏苡仁分别洗净。砂锅加水放入除味精外所有材料，大火上烧开，撇去浮沫，改用小火炖3小时，挑出姜、葱，放入味精即可。

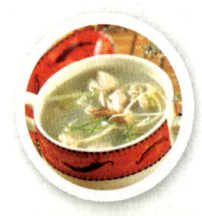

# 神经衰弱

神经衰弱是一种功能障碍性病症,是亚健康的一种常见症状。此病症的表现多种多样,如经常感到萎靡不振、记忆力减退、反应迟钝、注意力不集中、工作效率下降、情绪波动大、喜怒无常等,与中医所说的惊悸、健忘、失眠等症颇为相似。多数患者发病于16~40岁。

## 单方独味

**菟丝子饮**:菟丝子10~15克,水煎服。

## 中药验方

**蝉蜕饮**:蝉蜕10克,加水500毫升,大火煮沸后,改用小火煎煮10分钟。去渣取汁,每天早晚分2次服用。2周为一个疗程。

## 民间偏方

**天麻炖鸡**:母鸡1只,天麻15克,水发冬菇50克,鸡汤约500毫升,鸡油、盐、葱、姜、味精各适量。天麻洗净切片,放入碗中,上笼蒸10分钟取出备用。母鸡去骨切成小块,用油炸一下捞出。葱、姜放入锅中煸香,加入鸡汤和盐、味精,倒入鸡块,小火焖约40分钟后加入天麻片、水发冬菇,再焖5分钟淋上鸡油即可食用。

## 美味药膳

### 银花山楂蜂蜜汤

银花50克,山楂、蜂蜜各20克。将山楂洗净、去蒂、去籽,与银花一起放入锅内,加入适量清水,先用大火煮沸后,后用小火煮30分钟左右,然后去渣取汁,加入蜂蜜调味。

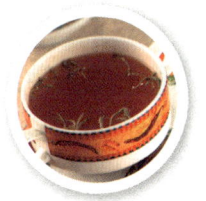

### 南瓜百合粥

粳米、百合各半杯,南瓜块150克,枸杞子适量,盐1小匙。将粳米放入锅中,加适量水,以大火烧沸,再下入南瓜块、百合、枸杞子及盐煮至粥黏稠。

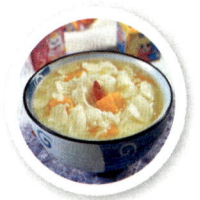

# 耳鸣

耳鸣是指人们在没有任何外界刺激下所产生的异常声音感觉，是人体的一种主观感觉，这种感觉有时很短暂，有时却持续时间很长。如果是由耳部病变引起的耳鸣，则通常伴有头晕、目眩等症状。

## 中药验方

**止鸣汤**：钩藤、生地黄各25克，竹茹5克，菊花、法半夏、茯苓、白术各10克，怀牛膝15克，车前子、珍珠母各30克，夏枯草、枸杞子各12克。水煎服，每日1剂。此方不但可以止耳鸣，还具有平肝潜阳、化痰止眩的功效。

## 民间偏方

**芝麻核桃蜜**：黑芝麻、核桃仁、桑葚子各100克，蜂蜜适量。将黑芝麻、核桃仁炒熟，捣烂研末；桑葚子研末，与黑芝麻、核桃仁末混合，加入蜂蜜调匀即成。每次空腹服用20～30克，日服3次。本方适用于肝肾阴虚所致的耳鸣。

**黄芪炖羊脑**：黄芪40克，羊脑1副，黄酒、葱、姜各适量。黄芪放入砂锅内水煎取浓汁，再放入洗净的羊脑，大火烧开后倒入黄酒，最后放入葱、姜，炖煮至全部材料烂熟。可佐餐食用。

## 美味药膳

### 牡蛎瘦肉汤

牡蛎250克，猪瘦肉片200克，花生仁30克，姜片、盐各适量。油锅烧热，下入姜片、牡蛎肉爆炒至微黄，加入适量清水，用大火煮沸，放入花生仁和瘦肉片，滚沸后，改用小火煮熟，加盐调味。本方可缓解惊悸失眠、眩晕耳鸣等症状。

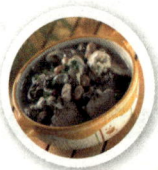

### 麦冬竹参粥

西洋参3克，麦冬10克，淡竹叶6克，粳米50克。先将粳米淘洗干净，再与其他材料一起放入锅中，加入适量的清水，共煮成粥。可作晚餐食用。

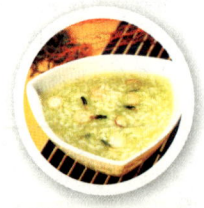

# 头痛

头痛指头部发生疼痛，是临床上最常见的症状之一。其类型及产生的原因多种多样，根据原发病因，可将头痛分为肌肉收缩或紧张而引起的头痛、血管性头痛、鼻窦疾病引起的头痛等。

## 单方独味

**桑葚汁**：桑葚150克，水煎服，每日1剂。

## 民间偏方

**神清益智茶**：西洋参、麦冬各10克，大枣3颗、白果50克。大枣去核，洗净，备用；白果去皮，备用；西洋参和麦冬分别用清水冲洗干净，备用。将西洋参、麦冬、大枣、白果一起放入锅中，加1000毫升清水，用小火煮20分钟，取汁当茶饮用，可频饮。

**刺梨蜜膏**：鲜刺梨500克，蜂蜜适量。将鲜刺梨去芒刺及核，洗净，放入锅中，加水适量，煮沸30分钟，滤取药汁，加水复煎，反复3次，合并滤液，放入锅中，小火煎熬至稠黏时加入等量的蜂蜜，搅拌均匀，小火收膏即成。日服3次，每次服10～20克，温开水送服。此方适用于热病后期的头痛、头晕等症。

## 美味药膳

### 川贝百合安神汤

川贝20克，百合30克，猪瘦肉块250克，鸡爪、胡萝卜块各100克，蜜枣、姜片各适量。将所有材料分别洗净；用锅烧开水，放入瘦肉、鸡爪汆烫，捞出洗净，再将全部材料放入煲内，大火煲滚后转至小火煲1小时。

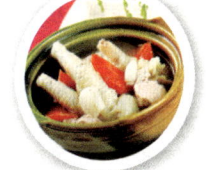

### 芋头薄荷粳米粥

芋头块90克，粳米100克，薄荷叶、白糖各适量。将芋头块、粳米、白糖一同放入锅中加适量水煮粥，粥将熟时，再加入薄荷叶继续煮片刻，直至全部材料熟透即可食用。

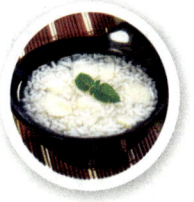

# 食欲不振

食欲不振通常是指缺乏食欲。造成食欲不振的原因较多,一般来说,由过量的工作和运动及生活不规律造成的身心疲惫,以及对未来过分担心而造成的精神紧张等均可能导致暂时性食欲不振。

## 中药验方

**消食健脾汤**:炒薏苡仁、白扁豆、茯苓、白术各9克,藿香、陈皮、建曲各6克,白蔻仁、姜半夏各5克。水煎服,每日1剂。

## 民间偏方

**葱白胡椒粥**:粳米半杯,葱3根,黑胡椒粒1小匙。葱洗净,取葱白部分切成约3厘米长的丝;粳米淘洗干净,用清水浸泡1小时。锅内放入粳米和适量水,用大火煮开后改用小火煮,片刻后加入葱白及黑胡椒粒,煮至粥稠及香味飘出即可。空腹趁热食用的效果最佳。此方具有温中散寒、促进消化液分泌、健胃增食的功效。

## 美味药膳

### 荸荠粳米粥

荸荠150克,粳米100克,白糖少许。将荸荠洗干净,去尖,去皮,切成小块,放入沸水锅内汆烫片刻,捞出备用;粳米淘洗干净,加适量清水放入锅中,用大火煮沸后,加入荸荠块,再用小火煮成粥,加入白糖调味。此方可化湿祛痰、消食除胀。

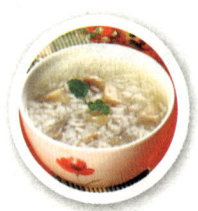

### 黑木耳瘦肉汤

猪瘦肉300克,黑木耳30克,大枣20颗,酱油、料酒、淀粉、盐、味精各适量。黑木耳用温水泡开、去蒂、洗净;大枣去核、切片;猪瘦肉切片,用酱油、料酒、淀粉腌10分钟。将黑木耳、大枣放入锅中,加水小火煲煮20分钟后放入瘦肉,煲至瘦肉熟透,最后加盐、味精调味。

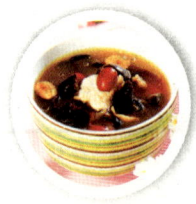

# 鼻窦炎

鼻窦炎属中医"鼻渊""脑漏"范畴。在中医上讲,鼻乃清窍,为肺之门户,其呼吸之畅通、嗅觉之灵敏全赖清阳充养。鼻窦炎多因气虚不固、外邪侵袭、邪入化热、灼腐生脓、窍隙闭塞所致。因此,清除痰浊脓液是治愈本病的关键。

## 中药经方

**柴胡桂枝汤**:桂枝(去皮)、黄芩、人参、芍药、生姜各4.5克,炙甘草3克,半夏7.5克,大枣6颗,柴胡1.2克。将以上所有配方放入锅里,加入700毫升水,先用大火煮沸,然后改用小火煮,煮至剩下300毫升水时关火,然后除去渣即可。此方不仅能缓解鼻窦炎的症状,对于头痛、发热、盗汗、恶心等症状也有很好的疗效。

## 中药验方

**通窍鼻炎饮**:前胡、牛蒡子、元参、桑白皮、瓜蒌皮各9克,蔓荆子6克,甘草2.5克,辛夷花、射干、白桔梗各4.5克,海蛤壳10克。水煎服,每日1剂。

## 民间偏方

**通窍汤**:麦冬、石膏各5克,知母、黄芩、栀子、百合、辛夷、枇杷叶各2克,升麻1克。水煎服,每日2次。

**白术苏叶猪肚汤**:白术30克,苏叶10克,猪肚100克,生姜2片。将白术、苏叶熬煮后取汁,猪肚洗净切片,放入药汁中熬汤,最后加入生姜熬煮片刻即可服用。

**葱白汁**:葱白10克,捣烂,绞汁,涂于鼻唇之间,每日2次。

**姜汁饮**:姜适量。往锅里(不要用铝锅)倒入1杯水,将剁碎的大片生姜放入水中,盖上锅盖,大火煮,水开后,小火继续煮10~15分钟,然后去渣取汁,晾一会儿再喝。此方能减轻鼻子发炎和鼻塞的症状。

## 美味药膳

### 苍耳子茶

苍耳子、茶叶各6克。一起放入杯中,用开水冲泡,代茶饮。

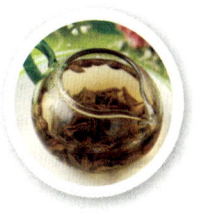

# 口腔溃疡

口腔溃疡也称"口疮",是口腔黏膜反复出现的圆形或椭圆形小溃疡面,可单发也可多发于口腔黏膜的任何部位,有剧烈的烧灼样疼痛,遇到冷、热、酸、咸等刺激时症状会加重,而且有周期性复发的特点。中医认为,口腔溃疡大多是因心脾积热、阴虚火旺引起的。

## 中药验方

**山栀三黄汤**:山栀、黄芩、连翘各12克,大黄、黄连、竹叶各10克,芒硝3克,薄荷、甘草各6克,将其用水共煎服,每天早晚服用。此方适用于脾胃炽热引起的口腔溃疡。

**益气平胃饮**:黄芪20克,党参、藿香、白术各15克,当归、陈皮、茯苓各10克,柴胡、升麻、甘草各6克。用水煎服,早晚服用。此方适用于脾胃虚弱引发的口腔溃疡。

## 民间偏方

**溃疡饮**:白菜根60克,蒜苗15克,大枣10颗。将白菜根洗净、切成小块;蒜苗洗净、切段;大枣洗净、去核。将所有材料加水煎煮,去渣取汁即可,可每日频服。

**生地青梅饮**:生地黄15克,石斛10克,甘草2克,青梅30克。将所有材料加水适量,同煮20分钟,去渣取汁。每日1剂,分2~3次饮服。

## 美味药膳

### 红茶粥

红茶包1袋,粳米1杯。将粳米淘洗干净,加适量水以大火煮开,再转小火慢煮至米粒熟软。将红茶袋放入稍煮,片刻后将茶袋取出,趁热进食。

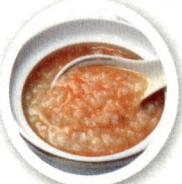

### 五倍子绿茶饮

五倍子10克,绿茶1克,蜂蜜25克。将五倍子加水适量,大火煮至沸后取出,加入绿茶、蜂蜜,冲泡5分钟即可饮用。

### 绿豆蒲公英饮

绿豆50克,蒲公英15克,冰糖适量。绿豆煮至熟烂;蒲公英用水煎取汁;蒲公英汁倒于粥内,加入冰糖调味。

# 肺结核

肺结核是由结核杆菌引起的肺部感染性疾病,一般表现为低热、盗汗、咳嗽、咯血、胸痛,可分为活动性和非活动性两类。

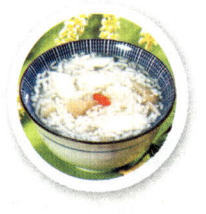

## 单方独味

**百合汁**:百合10～20克,加水煎汁,可频饮。

## 中药验方

**养阴清肺饮**:生地黄6克,麦冬3.6克,甘草1.2克,元参4.5克,贝母(去心)、丹皮各2.5克,薄荷1.5克,炒白芍2.4克。将以上所有药材一起加水煎汁。

## 民间偏方

**养肺汤**:黑豆10颗,核桃仁3个,大枣3颗,鸡蛋1～2个。将上述材料加水500毫升一起放入锅中,小火煮半个小时。每日1剂。

**白果蜂蜜汤**:白果仁100克,蜂蜜适量。将白果仁放入锅中,加水适量炖烂,加入蜂蜜即成。早晚服用,每日1剂。此方适用于肺结核引起的咳喘。

**绿茶鸡蛋蜜方**:绿茶1克,蜂蜜25克,鸡蛋2个。将其加300毫升沸水煮至蛋熟。早餐后服用。

## 美味药膳

### 百合荸荠雪梨羹

百合、荸荠各30克,雪梨1个,冰糖、藕粉各适量。百合洗净,荸荠捣烂,雪梨去核切小块,将其一起煮熟后加入冰糖、藕粉调味,每日1次,连服2周。

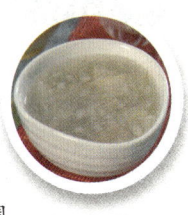

### 淮山雪梨糯米粥

雪梨50克,淮山片30克,糯米3大匙,枸杞子、冰糖各适量。淮山片、糯米洗净;雪梨洗净,切块。将淮山片、糯米、雪梨一同放入砂锅内,加水煮成稀粥,加入枸杞子、冰糖稍煮即成。此方对肺结核、气管炎等皆有益。

# 尿道炎

尿道炎是一种常见病，其症状为排尿时尿道有烧灼痛，并伴有尿频和尿急等症状，严重者可发展为尿道痉挛。此病的外部症状为外阴瘙痒、尿道口不适，女性患者还会出现白带增多、月经紊乱等症状。

## 单方独味

**猪鬃草饮**：猪鬃草10~20克，水煎服。

## 中药经方

**四逆汤**：附子30克，干姜15克，炙甘草20克。水煎服，早晚分服。

**附子汤方**：附子30克，茯苓、白术、白芍各20克，红参15克。水煎服。

## 中药验方

**利水排毒汤**：萹蓄、木通、石苇、黄芩各6克，冬葵子、车前子、滑石、瞿麦各10克，桃仁5克，生地黄12克，山栀5克。水煎服，每日1剂。

**温阳除浊汤**：茯苓、猪苓、泽泻各15克，白术、生姜、白芍各10克，附片、苏叶各9克，西洋参6克，黄连4.5克。水煎服，早晚分服。

## 民间偏方

**糯米黄芪茶**：糯米60克，生黄芪15克，淡竹叶30克。水煎服。

## 美味药膳

### 神仙粥

粳米100克，淮山60克，芡实仁25克，韭菜子15克，白糖适量。先将淮山去皮、切片；芡实仁捣成渣。再将两者加入锅煮粥，五成熟时再加入淮山片煮至粥稠，最后加入白糖调味。

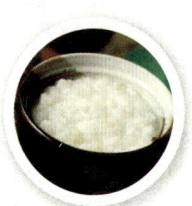

### 鲤鱼冬瓜汤

鲤鱼、冬瓜各500克，盐、味精、料酒各适量。先将冬瓜切片，再将鲤鱼、冬瓜片、料酒加水，先用大火煮沸，然后转小火煲汤，最后放入盐、味精。

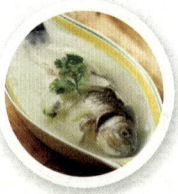

# 高血脂

高血脂是中老年人常见的疾病之一，是指血浆胆固醇及三酰甘油浓度超出正常高度所致的一种疾病。高血脂的发病原因有遗传和先天因素，也有环境、饮食营养等因素。

## 单方独味

**决明子汁**：决明子50克，水煎服，每日1剂。

## 中药验方

**健脾降脂汤**：党参、黄芪、薏苡仁、泽泻、生山楂各15克，茯苓、白术、扁豆、淮山各12克，半夏10克，陈皮6克，荷叶9克。水煎服。

**通便减脂饮**：黄连3克，黄芩9克，大黄6克（后下），槟榔9克，决明子15克，莱菔子12克。水煎服。

## 民间偏方

**降脂汤**：山楂15克，生何首乌、槐米各10克。水煎后，早、中、晚分服。

## 美味药膳

### 玉米虾仁汤

玉米粒150克，油菜200克，虾仁50克，洋葱半个，黄油2大匙，浓缩鸡汁半小匙，盐、清汤各适量。油菜洗净去根；洋葱去皮、洗净、切末。锅置于火上，先加入黄油烧化，然后放入洋葱末炒香，倒入清汤，再倒入玉米粒、虾仁，最后加入盐、鸡汁调味，汤汁滚沸时下入油菜，煮至翠绿。

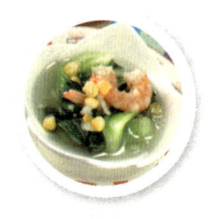

### 麦片苦瓜肉粥

牛腩150克，苦瓜100克，粳米200克，燕麦片30克，姜片少许。将牛腩洗净，用开水汆烫，除去血污；苦瓜洗净，去瓤，切块，汆烫；粳米洗净，浸泡30分钟；燕麦片洗净，浸泡8小时。将所有材料加水一起放入锅中煮粥。

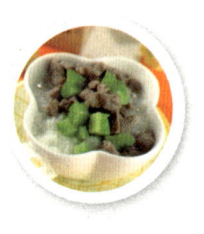

# 牙痛

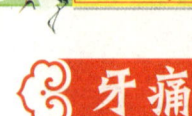

牙痛是口腔科牙齿疾病常见的症状之一。很多牙病都能引起牙痛,如龋齿、急性牙髓炎、慢性牙髓炎、牙周炎、牙龈炎等。牙痛多与上火有关,所以容易患牙疾者一定要多食下火食物。

## 单方独味

**丝瓜饮:** 丝瓜2根,去皮、切碎、水煎。温服,每日1剂。

## 中药验方

**阴虚牙痛方:** 生地黄、熟地黄各30克,元参、二花各15克,骨碎补9克,细辛3克。加水共煎。

## 民间偏方

**胖大海蜜饮:** 胖大海2颗,蜂蜜适量。将胖大海洗净,然后放入杯内,加开水冲泡,盖上盖焖3~5分钟,再加入蜂蜜调匀即成。可代茶饮,具有清热解毒、润燥止痛的功效。

## 美味药膳

### 萝卜白菜汤

大白菜、白萝卜、嫩豆腐块各200克,黄瓜片50克,西红柿片、葱花、盐、味精、香油、豆瓣酱各适量。先将大白菜、白萝卜切块,用开水氽一下,备用。油锅烧热,放入豆瓣酱炒香,接着放入味精、葱花,捞起做成蘸料备用。在油锅中放入白萝卜块、大白菜块同炒,片刻后加入水、豆腐、黄瓜片、西红柿,加盐用小火炖烂,最后滴入香油即可蘸料食用。

### 荸荠甘蔗胡萝卜汤

荸荠、胡萝卜各200克,甘蔗300克,冰糖适量。先将甘蔗洗净,去皮,切成小块;胡萝卜洗净,去皮,切成块状;荸荠洗净,切块。然后将所有材料一起放入煲中,加水炖1小时左右,最后加入冰糖调味。

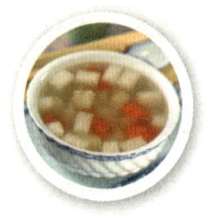

# 更年期综合征

更年期综合征是指卵巢功能衰退、雌激素分泌水平下降而引起自主神经系统功能失调的综合征,多发生在46~50岁的中年女性身上,宜常用滋补肝肾、滋阴降火、疏肝理气等方法治疗。另外,心理调适也十分重要。

## 中药验方

**酸枣柏子仁煎:** 炒酸枣仁12克,柏子仁5克,珍珠母15克。先将珍珠母煎20分钟,再加入前2味药,水煎,每日1剂,早晚分服。此方适用于失眠、多汗的更年期综合征患者。

## 民间偏方

**丹参红糖饮:** 丹参30克,红糖15克。水煎服,每日2次。

**韭菜蜜饮:** 鲜韭菜适量,蜂蜜10克。将韭菜洗净,放入榨汁机中榨取汁液,临服时加点蜂蜜调味。此方可代茶饮,每次5~10克,每日2次,适用于更年期综合征症见形寒肢冷、面色苍白、精神萎靡者。

## 美味药膳

### 栗子猪腰粳米粥

栗子50克,猪腰1个,粳米100克,葱、姜末各少许,料酒2大匙,盐适量。将栗子去皮、切碎;猪腰洗净、切块,放入沸水中,加料酒氽烫一下,捞出备用;粳米用清水淘洗干净,除去杂质,与栗子、猪腰一起放入砂锅中,加适量清水煮沸后再加入葱、姜末继续煮至材料熟软,出锅前加入盐调味即成。此方适用于肾虚热的更年期女性。

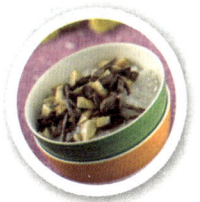

### 枸杞子冬笋炒肉丝

枸杞子、笋丝各30克,猪瘦肉丝100克,猪油、盐、味精、酱油各适量。将猪油放入热锅内,猪油化后再放入肉丝和笋丝炒至熟,最后依次放入枸杞子、盐、味精、酱油进行调味。

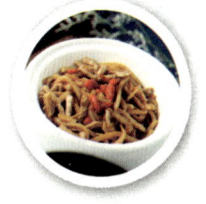

# 崩漏带下

崩漏是指女性不在行经期间，阴道却大量出血或持续出血，或出现淋漓不断出血的现象，以青春期和更年期女性较为多见；带下是以白带量增多或色、质、气味发生异常为主要表现的妇科常见病。

## 中药经方

**知母地黄汤**：茯苓、山萸肉、淮山各20克，熟地黄25克，泽泻、丹皮、黄檗、制首乌各15克，知母、当归、荆芥、防风各10克。水煎服，每日1剂，早晚分服。

## 中药验方

**栀子白果汤**：生地黄、车前草、白果、芡实、地骨皮、茯苓、泽泻各12克，黄檗、栀子各6克，丹皮、旱莲草各15克。水煎服，每日1剂。

**茯苓合剂**：猪苓、茯苓、车前子（包煎）各10克，茵陈、赤芍、丹皮、芡实、黄檗、栀子各9克，椿根皮12克。水煎服，每日1剂。

## 民间偏方

**复方桃仙合剂**：仙桃树叶120克（干桃树叶70克），仙鹤草、枯矾各6克，蛇床子、黄檗各20克，苦参30克。加水煎汤后清洗外阴，每日2次。

## 美味药膳

### 香浓鸡味粳米粥

老母鸡1只，粳米100克，葱、姜、盐各少许。将鸡去毛及内脏，切碎，煮烂取汁；粳米淘洗干净，备用。取适量汤汁与粳米一同放入锅中，再加入清水、葱、姜、盐煮熟。

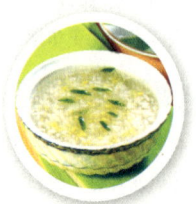

### 大枣枸杞子鸡汤

鸡腿1个，黄芪4片，大枣8颗，米酒1大匙，枸杞子、盐各适量。将鸡腿清洗干净，剁成数块，放入沸水中略汆烫后捞出，与黄芪、大枣、枸杞子、米酒、盐一起放入炖盅内密封，再放入蒸笼蒸炖1小时。

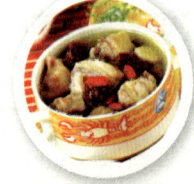

# 乳腺增生

女性的乳房是由15~20个乳腺小叶组成的，这些组织较脆弱，常会发生各种乳腺疾病，乳腺增生即为其中一种。此病初期表现为弥漫性胀痛、触痛，每次月经前加剧。严重者经前、经后均会呈持续性疼痛。

## 中药验方

**乳核饮**：柴胡、白芍、香附、郁金各12克，青皮、丹参、三棱各9克，生牡蛎（先煎）、夏枯草各25克，白花蛇舌草、黄芪各15克。加水共煎服，每日可服用1剂，早晚分服。

**乳块消汤**：瓜蒌、生牡蛎、夏枯草、昆布、海藻、丹参各15克，柴胡、天冬、三棱、莪术、橘叶、橘核、半夏各9克。加水共煎服，每日可服用1剂，早晚分服。

## 民间偏方

**蒲公英粥**：蒲公英60克，金银花30克，粳米50~100克。先将蒲公英、金银花加水共煎，去渣取汁，再将药汁倒入粳米中煮成粥。

**天合大枣茶**：天冬15克，合欢花9克，大枣5颗，蜂蜜少许。将所有材料加适量开水进行冲泡，可代茶饮。

## 美味药膳

### 毛豆浓汤

毛豆200克，鲜奶200毫升，盐适量。将毛豆去皮，去薄膜、杂质，洗净滤干后倒入榨汁机中，加牛奶榨汁，去渣取汁，将汁液倒入锅中，以中火煮，边煮边搅拌，待沸后加盐调味即成。

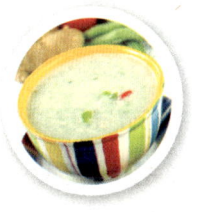

### 丝瓜炒鸡蛋

丝瓜250克，鸡蛋2个，葱段、盐、香油各适量。将鸡蛋加盐搅拌均匀，丝瓜削皮、切块，锅内加油烧热，依次放入葱段、丝瓜炒熟，再倒入蛋液翻炒，最后加盐，淋香油。

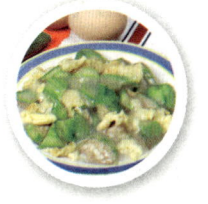

# 乳房发育不良

中医认为：肾主生殖发育。如女性乳房发育不良，多由肝肾之虚所致。中医丰胸就是从补肝益肾、健脾养胃入手，全面调节机体内分泌功能，使雌性激素分泌水平增加，以达到促进乳房丰满的目的。

## 中药经方

**六君子汤**：党参15克，白术10克，茯苓12克，陈皮、半夏、炙甘草各3克。水煎服，每日1剂，早晚分服。

**大建中汤**：花椒6克，党参、干姜各10克，饴糖100克。先将前三味药加适量水煎取药汁，再将饴糖蒸化，放入药汁中冲服。早、中、晚分服。

## 民间偏方

**蔷薇茶**：蔷薇9克，香附3克。将两者用开水冲泡，代茶饮。

**鲫鱼五味汤**：鲫鱼500克，五味子10克。将五味子洗净，煎煮去渣，再将鲫鱼放入五味子汤中，煮熟即可食用。

## 美味药膳

### 花生猪蹄粥

猪蹄1个，粳米100克，花生20颗，葱花、盐、味精各适量。猪蹄洗净后剁成小块，入沸水汆烫后洗净，再加水煮至汤浓；将粳米放入锅中煮开，加入花生，煮好的猪蹄和浓汤，煮至粥烂熟后放葱花和盐、味精调味。

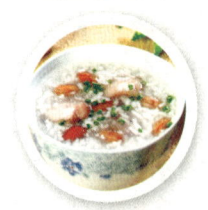

### 木瓜鸡爪煲

木瓜1个，鸡爪300克，花生仁50克，大枣5颗，高汤、盐各适量，熟鸡油、白糖、胡椒粉、料酒各少许。将花生仁、大枣泡透；木瓜去皮、子、切块；鸡爪洗净。锅中加入鸡爪、花生仁、大枣、料酒、高汤，加盖，用小火煲40分钟后加入木瓜块，调入盐、白糖、胡椒粉、熟鸡油，再煲15分钟至熟即可食用。

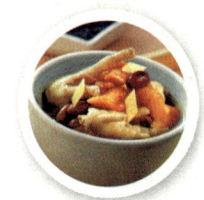

# 阳痿、早泄

阳痿、早泄是男性最为常见的性功能障碍疾病。中医认为，肾气不足、心脾不足、肝气郁结、湿热下注等都是造成阳痿、早泄的主要原因。阳痿、早泄患者平时还要学会调节紧张的心态。

## 中药验方

**金蓄汤**：金樱子、萹蓄各30克，放入砂锅内，加水煎汁，每日1剂，饭后温服。此方适用于肾精亏虚所致的遗精、早泄。

**凤眼寄奴汤**：凤眼草、刘寄奴各20克，放入砂锅内，水煎服，每日1剂，饭后温服。

**苁蓉锁阳蜂蜜膏**：肉苁蓉、锁阳各500克，水煎浓汁，过滤留汁，再加入蜂蜜250克，熬成膏，放入瓷器中储藏。饭前温水送服，每日2次，每次4汤匙。本方适用于肾阳虚弱引起的滑精、阳痿、腰膝酸软等症。

## 民间偏方

**炒白果**：白果10克，带壳炒熟后去壳食用，每日2次，连服2周。此方可缓解遗精过多。

**木瓜酒**：木瓜250克，切片后放入适量米酒或低度白酒中，浸泡2周后服用，每次15毫升，每日2次，连服2周。此方可缓解肾虚阳举不坚和早泄。

## 美味药膳

### 枸杞子羊肉粥

枸杞子25克，羊肾1个，羊肉100克，粳米150克，葱白、盐各少许。将羊肾切细，羊肉切碎，放入锅中，加适量水与枸杞子、葱白、粳米一起煮粥，粥熟后加盐调味。可作为早餐或晚餐食用。

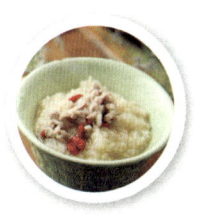

### 茯苓芡实粥

芡实15克，茯苓10克，粳米适量，枸杞子少许。将芡实、茯苓捣碎，放入锅中，加适量水，煮至软烂时加入粳米、枸杞子，继续煮成粥。

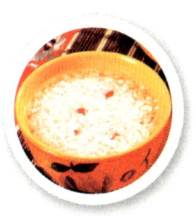

# 前列腺炎

前列腺炎是成年男性的常见病,多见于20～40岁。致病菌以葡萄球菌、链球菌、大肠埃希菌及变形杆菌多见。诱发因素与受凉、性欲过度及饮酒引起的前列腺充血、尿路机械性刺激及上行感染有关。常见症状为明显的尿急、尿频、尿痛、排尿烧灼感或尿不尽感等。

## 单方独味

**生水蛭粉**:生水蛭50克,研成细末,温水送服,每次1克,每日2次,20天为一个疗程,间隔7天后再进行第二个疗程。

## 中药验方

**金银连翘汤**:金银花50克,连翘30克,丹皮、猪苓、瞿麦、通草、萆薢、萹蓄、灯芯草、淡竹叶、车前子各15克,茯苓、当归、延胡索各20克,焦栀10克,益母草30克。水煎服,每日1剂,早晚分服。

## 民间偏方

**贝母二参饮**:浙贝母、苦参、党参各25克。水煎服,每日1剂,早晚分服。
**参芪冬瓜汤**:党参15克,黄芪20克,冬瓜50克,调料适量。党参、黄芪置于砂锅内加水煎煮20分钟后去渣留汁,再加入冬瓜煮至烂熟,最后加调料进行调味。

## 美味药膳

### 莲须芡实粥

莲须8克,芡实16克,粳米50克。先将粳米淘洗干净,莲须、芡实放入锅中,加适量水煎取药汁,去渣。然后将粳米与药汁一同放入锅中,煮成粥即可。

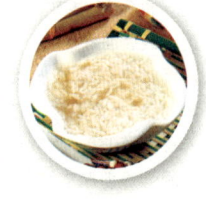

### 南瓜汤

南瓜500克,大枣、红糖各适量。先将南瓜洗净,去皮,切成块状;大枣去核后洗净。将南瓜块与大枣一起放入锅中,加适量水煮烂,最后加入红糖调味。

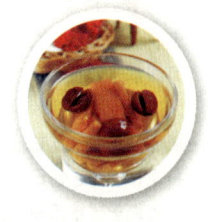

# 糖尿病

中医认为，糖尿病主要是由于机体阴虚、五脏柔弱，加上饮食不节、过食肥甘、情志失调、劳欲过度，从而肾阴亏虚、肺胃燥热。应采用培养元气的方式改善患者体征、缓解消渴。

## 单方独味

**地骨皮茶**：地骨皮10克，用开水冲泡，代茶饮。

**枸杞子茶**：枸杞子15克，开水冲泡，代茶饮。适用于四肢无力、阳痿的糖尿病患者。

## 中药经方

**白虎加人参汤**：知母、粳米、人参各9克，石膏30克，炙甘草3克。水煎服，每日3次。

## 中药验方

**黄芪淮山麦冬汤**：黄芪40克，淮山、麦冬各25克。水煎服，每日1剂。

## 民间偏方

**菠菜玉米汁**：菠菜梗100克，玉米须20克。水煎、去渣、取汁，代茶常服。

**黑木耳扁豆粉**：黑木耳（干品）、扁豆各50克。将其共研成细粉，温水送服，每次服9克，每日2～3次。

## 美味药膳

### 碧绿莴笋丝

莴笋500克，辣椒少许，花椒、清汤、白糖、醋、香油、盐各适量。莴笋去皮、切丝，入沸水氽烫，取出沥干；辣椒切段；将清汤、白糖、醋、盐拌匀调成汁；油锅烧热，放入花椒炸香，下辣椒段，炸至棕红色后淋在莴笋丝上，再将调好的汁倒入，最后淋上香油拌匀。

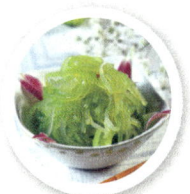

### 清炒苦瓜

苦瓜1根，辣椒、盐、味精各适量。苦瓜切片，辣椒切段。煸炒辣椒段、苦瓜片，加盐、味精调味。

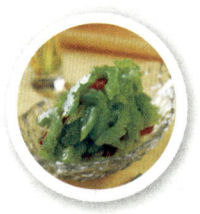

# 冠心病

冠心病是冠状动脉粥样硬化性心脏病的简称,属于中医的"胸痹"(心痛)及"厥症",是一种最常见的心脏病。它的发生是正气亏虚、阴阳气血失调、七情内伤、饮食不节、寒冷刺激、劳逸失度等原因导致冠状动脉狭窄、供血不足,从而引起心肌功能障碍和(或)器质性病变。

## 单方独味

**三七饮**:三七研成细粉,每次6克,早晚各1次温水送服。

## 中药经方

**栝蒌薤白半夏汤**:栝蒌15克,薤白、半夏各9克,黄酒适量。先将前三味药物加水煎煮,约10分钟后加入黄酒续煮约20分钟,每日2次分服。

**养心理气汤**:柴胡、赤芍、白芍、郁金、半夏、黄芩、白术、太子参各10克,丹参30克,青皮、陈皮各10克,甘草、砂仁各6克,麦冬、茯苓各15克。水煎服。

## 中药验方

**仙人舒心汤**:仙灵脾、丹参、川芎、檀香各15克,山萸肉12克,肉桂5克,黄芪25克,红人参(另煎)、桃仁各10克,三七粉3克(冲服)。水煎服,每日1剂,早、晚分服。

## 美味药膳

### 胡萝卜芹菜汁

胡萝卜80克,芹菜30克,苹果100克,柠檬少许。将苹果、柠檬洗净、去籽、去皮,切成小块;芹菜、胡萝卜分别洗净,切块。将所有材料一起放入榨汁机中搅打成汁。

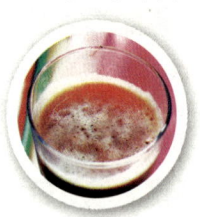

### 玉米粉粥

玉米粉80克,粳米100克,葱花、姜末各适量。先将玉米粉用冷水调稀,与粳米一起放入锅内,加适量清水煮粥,快熟时再加入姜末、葱花进行调味食用。

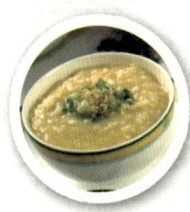

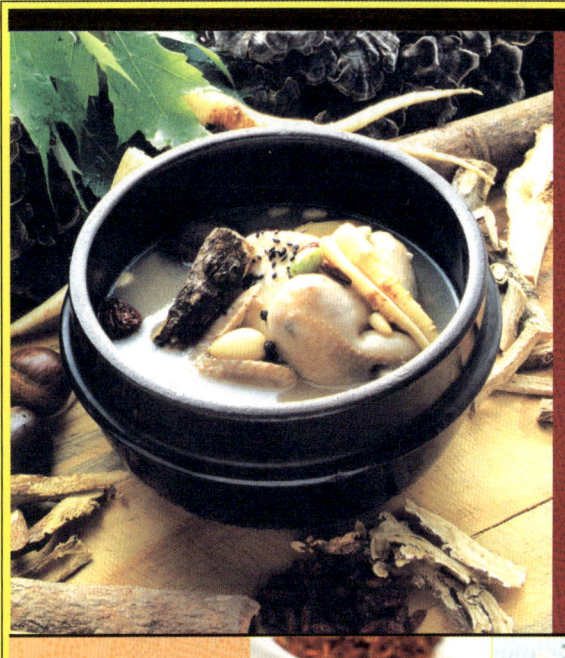

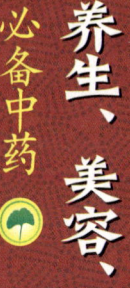

## 第三章 养生、美容、祛病的必备中药

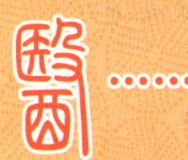

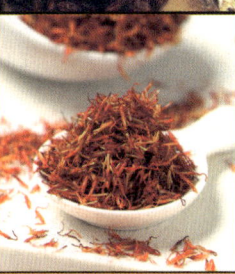

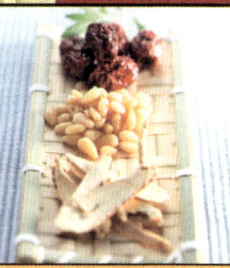

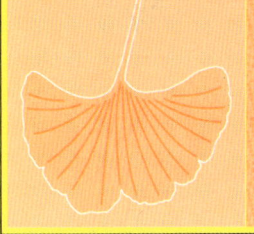

在制作药膳之前，我们需要充分了解中药的各种功效特性，以便充分利用身边这些俯拾可用的药材制作药膳，达到养生、美容、祛病的目的。

# 煎煮、服用中药有诀窍

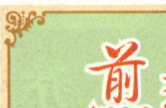

## 煎煮中药的诀窍

要想将中药的药效发挥到极致，不仅需要掌握煎煮中药的方法，还要了解其中的一些小诀窍。

### 容器选择有技巧

煎煮中药时，在容器的选择上，一定要使用砂锅。这是因为：第一，砂锅的传热慢，在慢慢煎煮的过程中不会导致药物煳在锅内壁；第二，砂锅可以避免药物在煎煮过程中与金属产生化学反应。

### 添加水量有标准

水量过多或过少都将直接影响到煎煮药物药效的发挥。一般情况下，煎煮时水量都要高出药面2～3厘米。另外，为了使药物的有效成分更易于溶出，在煎煮前一定要先将药物用冷水浸泡30分钟。

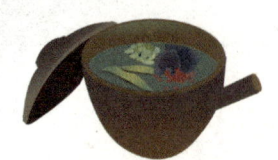

煎药前要先将药物用冷水浸泡30分钟

### 火候大小很重要

一般来说，煎煮中药时都要先用凉水下药，然后用大火煮开，最后再用小火慢慢煎煮。有些滋补药甚至要用小火煎煮几个小时才可以。

先用大火煮开，然后再用小火慢慢煎煮

### 煎药时间控制好

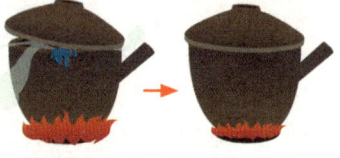

通常情况下，每副中药都得煎煮2次，分别称为头煎和二煎。此外，还有先煎、后下之说。现在我们就来了解一下煎药的具体时间：

◎ **普通药** 头煎煮沸后再煎30分钟滤出，添水二煎煮沸后再煎15分钟。
◎ **滋补药** 头煎煮沸后再煎60分钟，二煎煮沸后再煎30分钟。
◎ **解表药** 头煎煮沸后再煎10分钟，二煎煮沸后再煎5分钟。

## 服用中药的诀窍

### 服用中药有讲究

◎ 将药煎好后，不是先喝头煎药再喝二煎药，而是要将头煎药和二煎药加以混合，再均分成2份，先趁热服用一份，下次再将另一份加热服用。

◎ 在服用中药的时候，避免吃生冷、油腻、腥味重、不易消化及刺激性强的食物。

◎ 患寒性疾病的人在服药期间尤为忌食生冷瓜果、忌喝饮料。

◎ 患热性疾病的人在服药期间尤为忌食辛辣、油炸、煎烤等食物。

◎ 补益健脾的中药液要在饭前服用，安神药则要在睡前服用。

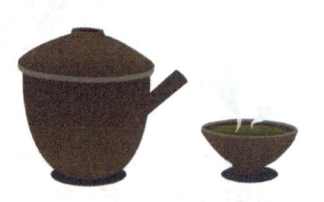

大多数中药都需要趁热服用，有的中药冷却后可以加热再服。但清凉药及其他一些少数中药宜凉后服用

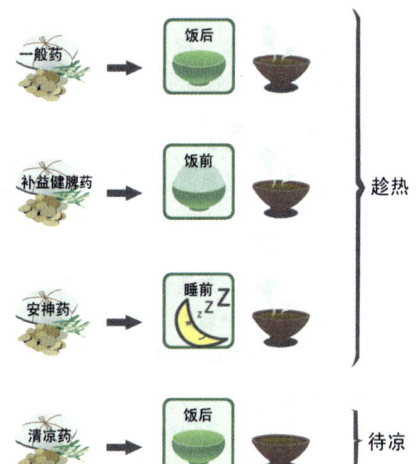

### 服用疗程各不同

中药和西药相比，最大的特点是疗程较长、疗效较缓，不是一剂便能药到病除。所以，中药在服用疗程上并没有严格的规定，有的人服用几天即可见效，有的人则需服用数月。

| 药类 | 服用时间 | |
|---|---|---|
| 一般药 | 饭后 | 趁热 |
| 补益健脾药 | 饭前 | 趁热 |
| 安神药 | 睡前 | 趁热 |
| 清凉药 | 饭后 | 待凉 |

汤剂服用时间说明

# 阿胶

### 别名
驴胶、驴皮胶、盆覆胶、傅致胶。

### 性味归经
味甘、性平；归肺、肝、肾经。

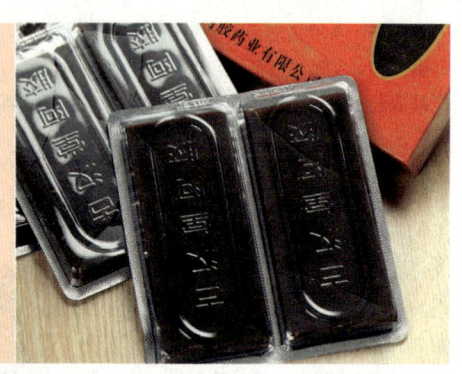

阿胶的原料为驴皮，是将洗净的驴皮经过熬制、过滤、沉淀等一系列程序加工而成的一味中药。它的作用非常广泛，而且已经为科学研究和临床使用所证明。

### 功效与主治

补血止血，滋阴润肺。主治因血虚而致的面色萎黄、指甲苍白、心悸失眠以及咯血、吐血等。

### 用法与用量

5~10克，开水或黄酒融化后服。

### 食用禁忌

阿胶质地黏腻，故消化能力弱的人不宜食用；内热较重、口干舌燥、潮热盗汗时也不适宜服用。

### 药膳推荐

**清燥救肺汤**

阿胶、霜桑叶、杏仁（炒）、枇杷叶、胡麻仁（炒研）各9克，石膏12克，人参2克，甘草3克，麦冬（去心）10克。先将枇杷叶刷去毛，涂蜜炙黄，备用；将所有药材放入砂锅中，水煎服。此方适用于肺阴虚热者。

### 国医小课堂

阿胶性味十分滋腻，容易引起消化不良，因此服用阿胶时（尤其是脾胃功能不足的人），最好配以调理脾胃的药物，这样能促进阿胶消化吸收，使其治病的效果加倍。

另外，最好在饭后服用阿胶，这样就不会引起恶心、反胃等不适。

# 艾叶

### 别名
艾蒿、大艾叶、姜蒿、医草、灸草、香艾。

### 性味归经
味苦、辛，性温；归脾、肝、肾经。

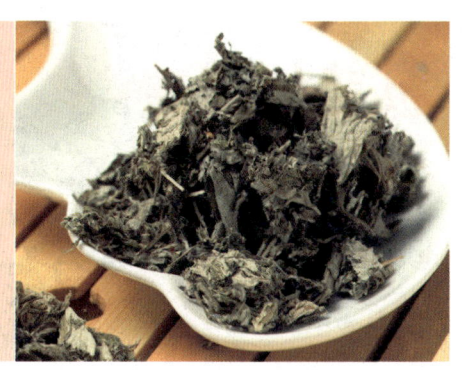

艾叶为菊科植物艾的干燥叶。艾为多年生草本植物，高45～120厘米，茎部直立，圆形，质硬，被灰白色软毛，从中部以上分枝。其花期为7～10个月，一般生长在路旁、草地及荒野等处。

### 功效与主治

散寒止痛，温经止血，理气安胎。主治心腹冷痛、月经不调、崩漏带下、胎动不安、宫冷不孕、吐血衄血、妊娠下血、皮肤瘙痒等。

### 用法与用量

**内服**：3～9克，入丸、散或捣汁。
**外用**：适量，供灸治或熏洗。

### 食用禁忌

阴虚血热者慎用。

### 药膳推荐

**艾叶薏苡仁粥**

艾叶6克，鸡蛋1个，薏苡仁50克。先将薏苡仁煮成粥；艾叶与鸡蛋同煮至鸡蛋熟后，取汁加入薏苡仁粥内，鸡蛋去壳、蘸花椒和细盐，与薏苡仁粥同食。日服2次。此粥可温经、止血、安胎、散寒。

### 国医小课堂

当年黄巢造反，兵临邓州城下时，见逃难者中有一女子怀抱邻居家的孩子而手牵自己的孩子。黄巢大为感动，当即拔起艾草对女子说："有艾（爱）不杀。"女子回城后，将此事告之全城百姓，因此家家门上都插上艾。次日正是端午节，端午插艾由此而来。

# 板蓝根

**别名**

菘蓝、马蓝、蓝靛根。

**性味归经**

味苦，性寒；归肝、胃、肾、膀胱经。

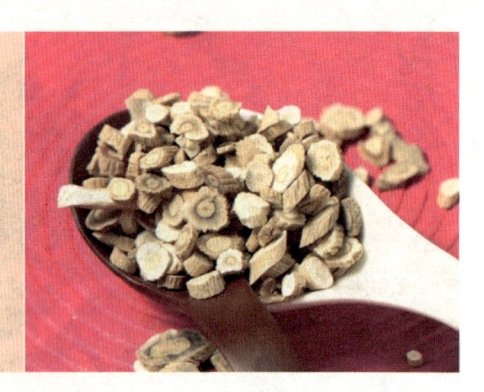

板蓝根是两年生草本植物，由十字花科植物菘蓝的根制成，也可用爵床科植物马蓝的根茎及根制成，还用草大青的干燥根制成，我国各地均有种植。

## 功效与主治

清热解毒，凉血利咽。主治温毒发斑、高热头痛、大头瘟疫、舌绛紫暗、烂喉丹痧、痄腮、喉痹、疮肿、痈肿、水痘、麻疹、肝炎等症。

## 用法与用量

煎汤，15～30克，大剂量可用60～120克；或入丸、散。

## 食用禁忌

体虚而无实火热毒者忌服。

## 药膳推荐

### 感冒预防茶

板蓝根、大青叶各20克，白菊花、金银花各10克。将所有配方加水先用大火煮沸，再用小火煎煮20分钟。此方适用于季节交替时预防感冒。

### 国医小课堂

虽然板蓝根治疗感冒的效果较佳，但是在服用过程中也有注意事项。尤其是少年儿童，应该避免大剂量、长时间服用。另外，虽然板蓝根毒副作用很小，但是服用时间过长，毒素也会累积，从而影响少年儿童的健康。

# 薄荷

**别名**

夜息香、鱼香菜、狗肉香、接骨草、人丹草。

**性味归经**

味辛，性凉；归肺、肝经。

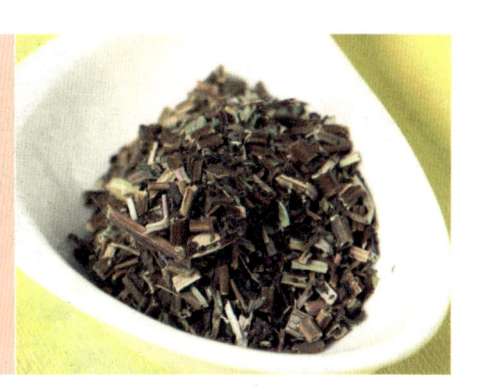

薄荷是中医常用的中药之一，全株青气芬香，为芳香植物的代表，品种很多，每种都有清凉的香味。多生于山野湿地河旁，根茎横生地下。叶对生，花小呈淡紫色，唇形，花后结暗紫棕色的小粒果。

## 功效与主治

发散风热，利咽止痒，透疹解毒，疏肝解郁。主治外感风热、头痛目赤、咽喉肿痛、食滞气胀等症。

## 用法与用量

3～6克煎服；也可泡茶或研末制成糖果等。

## 食用禁忌

体虚多汗、阴虚阳亢、表虚汗多者忌服。

## 药膳推荐

### 薄荷柠檬茶

将薄荷、洋甘菊、柠檬、荆芥、薰衣草花、玫瑰花瓣、肉豆蔻混合在一起，然后取适量混合物加入一杯沸水中，浸泡5分钟后服用。此方可以预防和缓解感冒症状。

## 国医小课堂

薄荷具有医用和食用双重功用，主要食用部位为茎和叶。在饮食中，薄荷既可作为调味剂，又可作为香料，还可配酒、冲茶或是榨汁服用。另外，将薄荷鲜叶贴于被蜂叮造成的肿胀处，会很快见效。如果水不慎进入耳朵引起疼痛，还可以将薄荷汁滴入耳中，可以很快治愈。

# 柴胡

**别名**

硬苗柴胡、竹叶柴胡、香柴胡、北柴胡。

**性味归经**

味苦,性微寒;归肝、胆经。

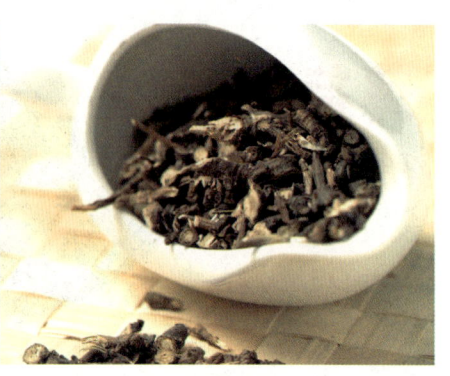

柴胡喜欢温暖湿润的气候,野生于较干燥的山坡。其经常与多种中药一起配伍使用。例如,常常与黄芩、半夏等同用,可用于治疗寒热往来型感冒;与葛根、石膏、黄芩配伍,有助于排解潮热。

## 功效与主治

和解表里,疏肝,升阳。主治感冒发热、寒热往来、胸胁胀痛等症。

## 用法与用量

煎服,日服3~9克。

## 食用禁忌

肝阳上亢、肝风内动、阴虚火旺及气机上逆者忌用或慎用;忌水浸。

## 药膳推荐

### 十全饮

柴胡、黄芩、当归各9克,浮小麦25克,煅龙骨、煅牡蛎各15克,白芍、仙灵脾、钩藤各12克,桂枝、五味子、黄檗、甘草各6克。水煎服,每日1剂。此方用于潮热出汗等症。

## 国医小课堂

关于柴胡名字的由来有个传说。从前,在一个地主家有两个长工,一个姓柴,一个姓胡。有一天胡病了,地主要把胡赶出去,柴一气之下也跟着走了。他们到了一座山中,胡觉得浑身酸疼,实在走不动了,柴看着四周杂草丛生,就挖了一些草根给胡吃。其中有一种根的叶子形状和竹叶很相似,胡吃后病就好了。为纪念他们之间的友谊,二人便给此草起名为"柴胡"。

# 车前子

**别名**

车前实、凤眼前仁、车轱辘草子。

**性味归经**

味甘、淡，性微寒；归肺、肝、肾、膀胱经。

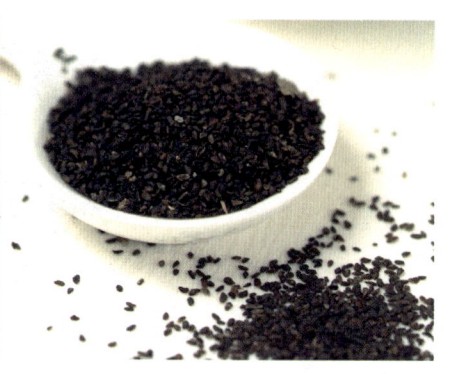

车前子为车前科植物前或平车前的干燥成熟种子。呈椭圆形、不规则长圆形或三角状长圆形，略扁，颗粒饱满均匀，长约2毫米，宽约1毫米，质硬。表面呈黄棕色或黑褐色，有细纹。

## 功效与主治

清热利尿，渗湿止泻，明目祛痰。主治小便不利、淋浊带下、水肿胀满、暑湿泻痢等症。

## 用法与用量

9~15克，包煎；或入丸、散。

## 食用禁忌

内伤劳倦、阳气下陷、肾虚精滑及内无湿热者慎服。

## 药膳推荐

### 车前子淮山饮

车前子、芋肉、泽泻、肉苁蓉、旱莲草各15克，熟地黄、金银花、益母草各25克，淮山、茯苓、连翘各20克，肉桂、香附各10克。水煎服，每日1剂，分3次服用。此方可保养前列腺。

## 国医小课堂

相传古代有一位叫心诚的青年，自幼与瞎眼老母相依为命。有一天，心诚背柴下山时觉得劳累困乏，就在半山腰睡着了。他梦见一位老翁，告诉他山里长着一种带着紫色露珠的"车前子"，可以让他母亲重见光明。心诚醒来，苦苦寻找，终于找到了车前子，最终他母亲的眼睛得以复明。

# 沉香

**别名**

土沉香、白木香、牙香树、女儿香。

**性味归经**

味辛,性微温,无毒;归肾、脾、胃经。

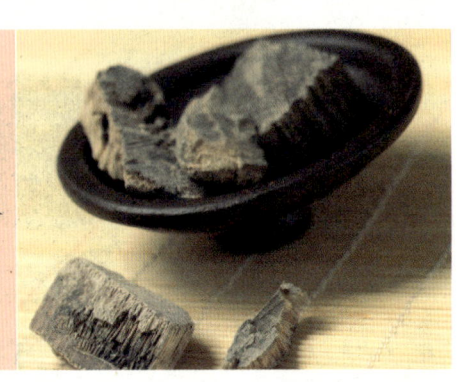

沉香是我国使用历史很久远的珍贵中药之一,最早见于南北朝时期陶弘景的《名医别录》,被列为"上品"。沉香药用价值极高,千百年来,作为治疗多种疾病的药物,一直发挥着重要作用。

## 功效与主治

行气止痛,温中止呕,纳气平喘。对治疗腹胀、胃寒、肾虚、气喘等症有明显疗效。

## 用法与用量

煎汤,磨汁或入丸、散,每次1~3克。

## 食用禁忌

阴亏火旺、气虚下陷者慎服。

## 药膳推荐

### 熟地枸杞沉香酒

熟地黄、枸杞子各60克,沉香6克,白酒1000毫升。将前三味捣碎,置于容器中,加入白酒,密封。浸泡10天后,过滤去渣即成。口服,每次服10毫升,每日3次。此酒补肝肾、益精血,可用于肝肾精血不足所致的脱发、白发、健忘,甚至斑秃。

### 国医小课堂

沉香的香味独特,像是龙涎香与檀香的混合体,融合了动物与植物、海洋与陆地的精华。关于沉香,在南方流传着一个美丽的传说。由于沉香的洗晒由姑娘们负责,她们通常会偷偷把最好的沉香块藏入衣服里,以换取胭脂水粉,因此也被称为"女儿香"。

# 当归

**别名**

秦归、云归、西当归、岷当归。

**性味归经**

味甘、辛,性温;归肝、心、脾经。

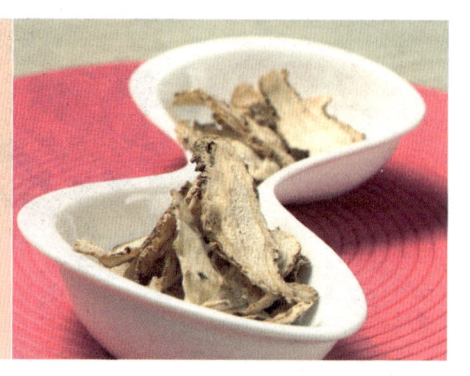

当归是甘肃特产,我国名药,素有药王之称,又有"十药九归"之说。中药方剂的配伍都离不了当归,尤其是治疗妇科病的药剂,李时珍在《本草纲目》中写道:"当归调血为女人要药。"

## 功效与主治

补血活血,调经止痛,润肠通便。适用于治疗面色萎黄、眩晕心悸、血虚或兼有瘀滞的月经不调等。

## 用法与用量

5~15克,煎汤、浸酒、入菜皆可。

## 食用禁忌

月经过多、有出血倾向、阴虚内热、大便溏泄者均不宜服用。

## 药膳推荐

### 四物汤

熟地黄21克,当归、白芍各12克,川芎9克,桃仁6克,红花3克。水煎服,每日1剂,可随症加减,具有预防股骨头坏死的功效。

## 国医小课堂

◎除皱面膜:将白芷、茯苓、当归、白及、杏仁及紫河车等量磨成粉,再将其混合在一起,然后加适量的水,调成糊状,最后再加入一点蜂蜜混合均匀制成面膜。洁面后敷20分钟。

◎治疗脱发:将50克当归加水煎煮2次,共过滤出1000毫升溶液,倒入搪瓷、陶瓷或玻璃容器中,每次洗完头后把液体涂到头皮上搓揉几分钟。

# 冬虫夏草

**别名**

冬虫草、虫草。

**性味归经**

味甘，性温；归肺、肾经。

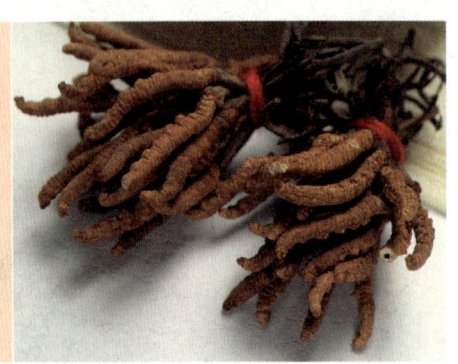

冬虫夏草是我国传统的名贵滋补药材，与天然人参、鹿茸并列为三大滋补品。它药性温和，药用价值非常广泛。现代医学研究表明，冬虫夏草能对人体起到全面的保健作用，不愧拥有"仙草"的美称。

## 功效与主治

保肺益肾，补精髓，止血化痰。主治肾虚、阳痿遗精、腰膝酸痛等症。

## 用法与用量

日用5~10克。研末，浸酒、煎汤、入菜肴均可。

## 食用禁忌

食冬虫夏草的同时忌吃萝卜。

## 药膳推荐

### 冬虫夏草炖猪脑

冬虫夏草5克，猪脑1副，盐、黄酒各适量。将冬虫夏草洗净放入砂锅内水煎后去渣留汁，汤汁中加猪脑、黄酒、清水各适量，盐少许，上笼蒸2个小时即可食用。此方可增强免疫力。

## 国医小课堂

冬虫夏草是与菌类的相连体，是虫草菌与蝙蝠蛾幼虫在特殊生态条件下形成的菌虫结合体，是自然界中动物与植物的绝佳组合。一般的中草药大多只具有一种本质，如补阳的草药只能补阳，益阴的也只能益阴，而冬虫夏草却具有阴阳两补的属性，是唯一能同时平衡、调节阴阳的中药。

# 甘草

**别名**
密甘、密草、国老、粉草、甜草、棒草。

**性味归经**
味甘，性平；归心、肺、脾、胃经。

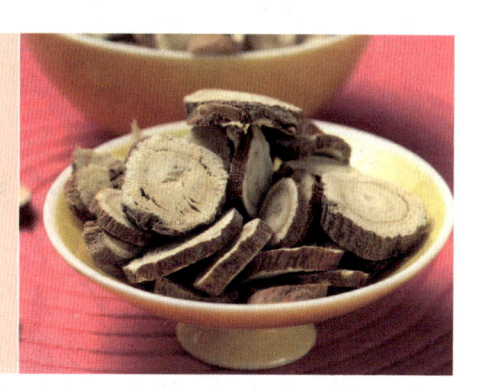

在浩如烟海的中药王国里，甘草是本草国里的"国老"。我国现今临床常用的700余种中药中，使用频率最高的就是甘草。李时珍在《本草纲目》中所释："诸药中甘草为君，治七十二种乳石毒。"

## 功效与主治

补脾益气，清热解毒，调和诸药。主治脾胃虚弱、心悸气短等症。

## 用法与用量

**内服**：煎服，3~9克。
**外用**：研末敷。

## 食用禁忌

湿阻中满、呕恶及水肿胀满者禁服；不宜与京大戟、芫花、甘遂、海藻同用；不可与鲤鱼同食。

## 药膳推荐

### 小麦甘草大枣汤

小麦60克，甘草6克，大枣30克。将小麦去壳，大枣水泡去核，两者与甘草一同入锅，加水适量，先用大火煮沸，再转用小火煎煮60分钟左右，取汁；药渣再加水适量，煎煮50分钟左右，去渣取汁。合并2次药汁即成。日服1剂，分2次温服。此汤可滋养心肝、安神定志。

## 国医小课堂

古时候，人们在野外吃饭前都要先尝试着少量进食一点食物，然后再取点甘草嚼汁，如果经试验后仍然不吐，那么就可证明食物是安全的，便可以放心大胆地慢慢享用了。

# 葛根

**别名**

葛条、粉葛、甘葛、葛藤、葛麻。

**性味归经**

味甘、辛，性凉；归脾、胃经。

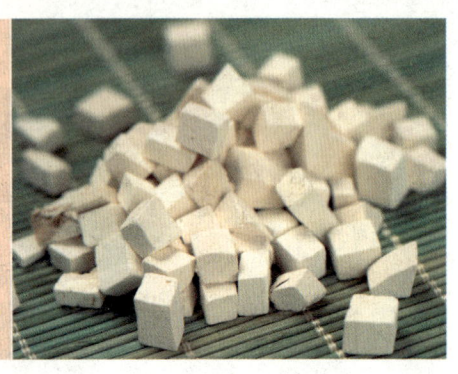

葛根全身是宝，在我国有悠久的应用历史。它营养丰富，产量高，具有极高的药用价值，素有"北有人参，南有葛根"之称，又有"亚洲人参"的美誉。

## 功效与主治

解表退热，生津透疹，升阳止泻。主治外感发热、头痛、高血压、颈项强痛、口渴、消渴、麻疹不透、热痢、泄泻等症。

## 用法与用量

**内服**：煎汤，5～10克；或捣汁。
**外用**：捣敷。

## 食用禁忌

气虚胃寒、食少泄泻者慎服。

## 药膳推荐

### 葛根黄精消渴汤

葛根、知母各15克，枳壳、黄连、生大黄各10克，黄精、生地黄、元参、丹参各30克，甘草6克。水煎服，每日1剂。此方可预防糖尿病。

## 国医小课堂

关于葛根，在我国流传着这样一个说法：当年神农遍尝百草，发现这种植物既能充饥又能解毒，就采了它的种子传播四海，后人称这种药材为葛根。每年深秋时节，葛藤像其他植物一样枝枯叶落，与此同时，它的所有营养聚集在根块的浆液中，此时人们就把它从土里刨出来制成葛粉，以发挥良好的药效。

# 何首乌

**别名**

野苗、交藤、夜合、地精、首乌、赤首乌。

**性味归经**

味苦、甘、涩，性微温；归肝、肾经。

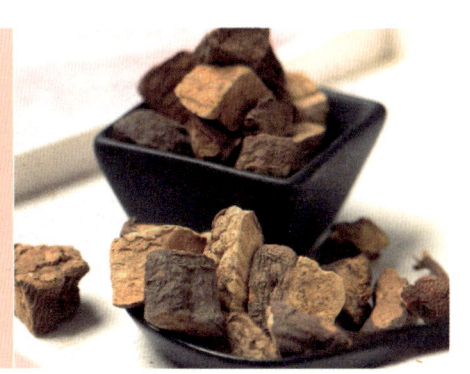

何首乌主产于我国河南、湖北、安徽、四川一带。立秋之后采挖，切厚片，干燥；或用黑豆煮汁拌何首乌，再蒸至内外均呈棕黄色，晒干。前者称为生首乌，后者称为制首乌，二者功效不同，服用时需区分。

## 功效与主治

补肝益肾，养血祛风，润肠通便。主治肝肾阴亏、须发早白等症。

## 用法与用量

日用10~15克。煎汤、煎膏、浸酒、入菜肴等。

## 食用禁忌

大便溏泄及湿痰较重者不宜食用；忌铁器、葱、蒜、猪肉、无鳞鱼；恶萝卜。

## 药膳推荐

**何首乌粥**

何首乌粉25克，大枣2颗，白糖适量，粳米50克。将淘洗干净的粳米、大枣一同入锅，加水适量，先用大火烧开，再转用小火熬煮，待粥半熟时加入何首乌粉，煮至粥稠黏时加入白糖调味即成。日服1剂。此方可补肝肾、益精血、通便。

### 国医小课堂

何首乌除了有上述功效，还具有强壮神经的作用，可健脑益智，促进血细胞的生长和发育，有显著的抗衰老作用。因此，中年人经常食用何首乌，可防止衰老，令自己青春永驻。

# 红花

**别名**

杜红花、红蓝草。

**性味归经**

味辛,性温;归心、肝经。

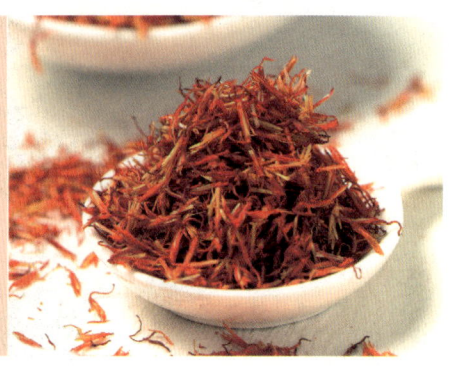

红花具有良好的药用价值,其药用部位主要为管状花,此外,其种子还可以榨油,被称为"亚油酸之王"。此药多在夏季花橙红时采摘,之后阴干、晒干或烘干。

## 功效与主治

活血通经,散瘀止痛。主治经闭、痛经、产后血晕、瘀滞腹痛、胸痹心痛、跌打损伤、关节疼痛等症。

## 用法与用量

煎汤,3~10克。养血和血时宜少用,活血祛瘀时宜多用。

## 食用禁忌

孕妇及月经过多者慎用。

## 药膳推荐

**通瘀煎**

红花、当归、桃仁各9克,山楂、丹参、泽泻、泽兰、海藻、昆布各15克,蒲黄20克(包煎),三棱、莪术各12克。水煎服。此方适用于降血脂。

### 国医小课堂

红花不但有很强的药效和保健功效,还可以直接在纤维上染色,而且染出来的颜色很鲜艳,古时人们都喜欢用它来做染料。所以,红花在古代的红色染料中占有极为重要的地位。

红色曾是隋唐时期的流行色,唐代李中的诗句"红花颜色掩千花"就形象地描述了红花非同凡响的艳丽。

# 黄连

**别名**

川连、姜连、尾连。

**性味归经**

味苦，性寒；归心、脾、胃、肝、胆、大肠经。

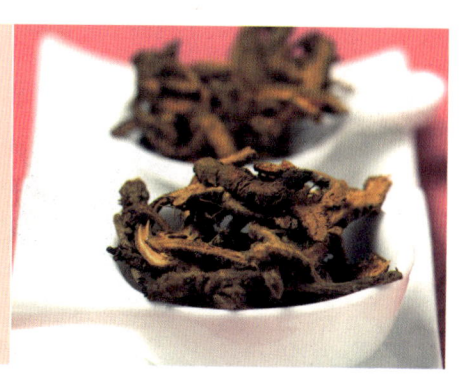

黄连采取的炮制方法不同，所起到的功效也不同。酒黄连善清上焦火热，用于目赤、口疮；姜黄连清胃、和胃、止呕，用于寒热互结、湿热中阻、痞满呕吐；萸黄连舒肝、和胃、止呕，用于肝胃不和。

## 功效与主治

清热燥湿，泻火解毒。主治湿热痞满、呕吐吞酸、泻痢、黄疸、高热昏愦等症。

## 用法与用量

煎服，日服2~5克。外用适量。

## 食用禁忌

本品大苦大寒，过服、久服易伤脾胃。所以有胃虚呕恶、脾虚泄泻、五更肾泻等症状者均应慎服。

## 药膳推荐

### 黄连清热汤

黄连10克，白花蛇舌草、马齿苋各25克，土茯苓、苦参、白鲜皮、瞿麦、石菖蒲、川牛膝各15克，木通、甘草各6克。水煎服，每日1剂。

### 乌梅黄连丸

乌梅480克，黄连、附子、桂枝、人参各180克，蜀椒120克，干姜300克。乌梅用苦酒浸一夜，去核，蒸熟，与其他药物一起捣烂研粉，加蜂蜜调匀制成药丸。每日3次，每次10丸。此方适用于糖尿病患者。

### 黄连栀子汤

黄连、栀子各9克，黄芩、黄檗各6克。将全部药物用纱布包扎好，加入600毫升水，煮至剩200毫升水时即可。此方有助于增强食欲。

# 鸡内金

### 别名
鸡黄皮、鸡合子、鸡中金、鸡肫皮。

### 性味归经
味甘，性寒；归脾、胃、小肠、膀胱经。

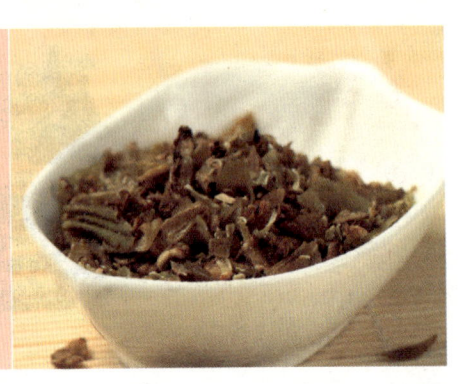

鸡内金是雉科动物家鸡的砂囊内壁。杀鸡后，取出鸡肫，立即取下内壁，洗净，晒干。生用或炒用。鸡内金既可单独入药，也可与其他药材搭配使用，广泛用于米面、薯芋、肉食等引起的各种食滞证。

### 功效与主治
消食健胃，涩精止遗。主治饮食积滞，小儿疳积，肾虚遗精、遗尿，胆、肾、尿道结石等症。

### 用法与用量
煎服，8~10克；研末服，1.5~8克。研末服用的效果比煎剂好。

### 食用禁忌
服用鸡内金期间忌吃肝脏、肥肉、蛋黄。

### 药膳推荐

**理脾化滞汤**

鸡内金、木香、川朴、川连、砂仁各3克，茯苓、藿香、焦谷稻芽、焦曲各10克，栀子6克。水煎服，每日1剂，分3次温服。此方对消化不良、胃胀有缓解作用。

### 国医小课堂

鸡内金的炮制方法不同，其功效也不同。生鸡内金化石作用很强，多用来治疗各种结石；醋炒鸡内金偏于消食化积，治疗消化不良；焦鸡内金与醋炒鸡内金的作用比较相似，但焦制法的作用更强些，两者皆可以消食导滞，改善和缓解食滞胃脘、脘腹胀满，常与焦三仙同用。

# 金银花

**别名**

忍冬、金银藤、双花、二花、二道花。

**性味归经**

味甘，性寒；归肺、心、胃经。

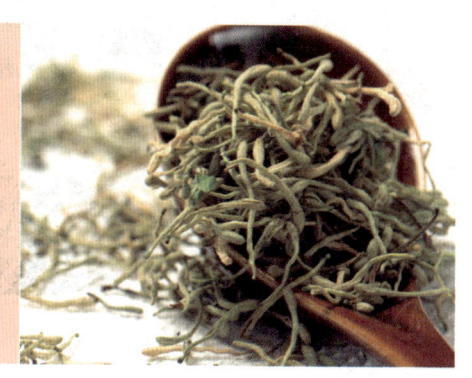

金银花为忍冬科多年生半常绿缠绕性木质藤本植物忍冬的花蕾和初开的花，呈棒状，上粗下细，略弯曲。由于其花初开为白色，后转为黄色，因此得名金银花。金银花经常与其他中药配伍，用于多种疾病的防治。

## 功效与主治

清热解毒，凉散风热。主治外感风热，温病初起，暑热烦渴，咽喉肿痛或痱子瘙痒、灼热，痈肿，红肿热痛，热毒泻痢。

## 用法与用量

日服6~15克，水煎或入丸、散。

## 食用禁忌

脾胃虚寒、气虚体弱、气虚、疮疡者忌用。

## 药膳推荐

**五苍饮**

金银花、野菊花、蒲公英、地丁各12克，天葵子、白芷、辛夷花、薄荷、川芎、赤芍、黄芩、甘草各10克，苍耳子15克。水煎服，每日1剂，早晚分服。适用于慢性鼻窦炎。

## 国医小课堂

崇宁年间，平江府天平山白云寺的几位僧人，从山上采回一篮野草煮食。不料野草有毒，僧人们饱餐之后便开始上吐下泻。其中三位僧人由于及时服用金银花鲜品，结果平安无事，而另外几位僧人因没有及时服用金银花，全都枉死黄泉。可见，金银花的解毒功效非同一般。

# 荆芥

## 别名
香荆芥、线芥、假苏、猫薄荷、姜芥。

## 性味归经
味辛，性微温；归肺、肝经。

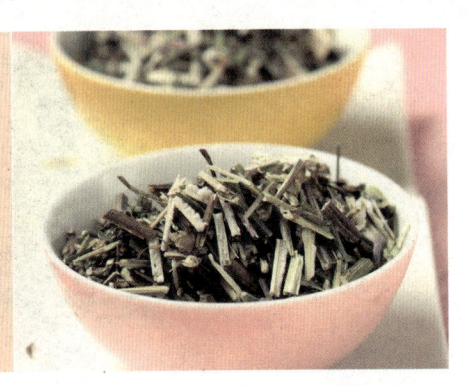

平常所说的荆芥通常是指生荆芥，是未经炒制的带花序的全草；炒荆芥是指将荆芥切段后用小火微炒后入药。另外，还有炒芥穗，是将芥穗切段后用小火微炒后入药。

## 功效与主治
解表散风，透疹消疮，止血。主治感冒头痛、麻疹透发不畅、风疹疮疡初起、目痒、咳嗽、咽痛等症。

## 用法与用量
**内服**：煎服，日服6～10克。
**外用**：适量，煎水熏洗；也可捣敷或研末调散。

## 食用禁忌
表虚自汗、阴虚头痛者忌服。

## 药膳推荐

### 三叉汤
生石膏24克，葛根18克，赤芍、钩藤、苍耳子、柴胡、蔓荆子各12克，黄芩、荆芥、薄荷、甘草各9克，全蝎6克，蜈蚣3条。水煎服，每日1剂，早、晚分服。此方可清热泻火、平肝止痉。

### 国医小课堂

荆芥与荆芥穗都有发汗的作用，只是荆芥穗的作用更强一些。另外，如果肚子不舒服，受凉拉肚子，或是受惊且久治不愈，可以取鲜荆芥嫩草1棵，薄荷2棵，车前子3棵，将其与2个鸡蛋黄加水共炖，连汤喝下，很快就会康复。

# 菊花

**别名**

秋菊、九月菊、日精、九华、黄花。

**性味归经**

味辛、甘、苦,性微寒;归肺、肝经。

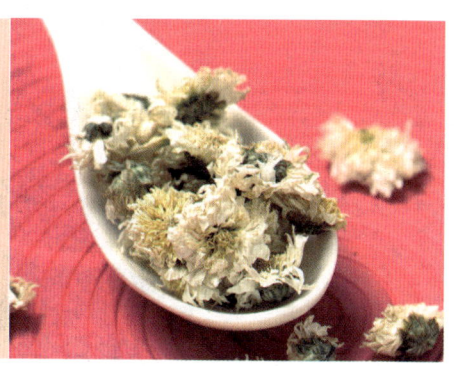

菊花在中国已有3000多年的栽培历史,是我国传统名花。在我国,不少地方都有食菊的风俗,这是因为其气味芬芳,绵软爽口,是入菜的佳品。另外,菊花茶还是老少皆宜的饮品,可以延年益寿。

## 功效与主治

散风清热,平肝明目。主治风热感冒、头痛眩晕、目赤肿痛、眼目昏花、多泪等症。

## 用法与用量

内服10~15克,煎汤。也可泡茶、浸酒或入丸、散。

## 食用禁忌

气虚胃寒、食少泄泻者慎服;忌与鸡肉、猪肉、芹菜同食。

## 药膳推荐

### 松子杭菊汤

海松子、黑芝麻、枸杞子、杭菊花各10克。将上述中药分别洗净一同入锅,加水适量,煎煮40分钟,取汤;将药渣再加水煎煮30分钟,去渣取汤。最后合并2次汤液即成。分2次服用。此方可滋养肝肾、清利头目,可长期服用。

### 杜仲菊花汤

生杜仲12克,桑寄生15克,生牡蛎18克,菊花、枸杞子各9克。水煎服,每日1剂。此方可预防高血压。

### 玄参菊花钩藤汤

元参21克,白芍12克,麦冬、菊花、泽泻、山楂、木香各10克,夏枯草、钩藤、生地黄、丹参各15克。水煎服。此方可预防高血压。

# 决明子

**别名**

草决明、假绿豆、还瞳子、马蹄子、千里光。

**性味归经**

味微苦、甘，性平、微凉；归肝、肾、大肠经。

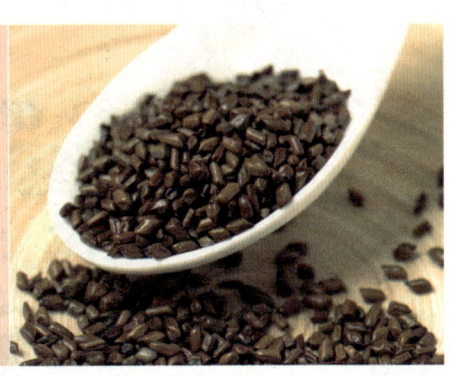

决明子为豆科一年生草本植物，秋、冬季节采收，取其成熟果实，晒干之后，再打下种子，除去杂质以备用。决明子中含有大黄酚、大黄素等多种有效成分，具有良好的保健功效。

## 功效与主治

清肝，明目，排毒通便。主治头痛眩晕、目赤昏花、大便秘结等症。

## 用法与用量

9~15克。煎汤或研末。

## 食用禁忌

脾胃虚弱、低血压者不可久服；妊娠和经期女性禁服；恶大麻子。

## 药膳推荐

### 山楂决明茶

决明子10克，山楂12克。将二者混合以开水冲泡，代茶饮。可预防高血压，并可明目、保护视力。

### 决明子苁蓉粥

决明子15克，肉苁蓉10克，粳米200克。将决明子、肉苁蓉水煎取汁，再与粳米煮成粥即可。此粥适用于气虚性便秘者。

## 国医小课堂

用决明子泡茶是一个不错的减肥方法。因为决明子有降脂、通便的作用，只要每天用10克左右泡茶喝，就可以有效抑制全身脂肪的形成，对已有的脂肪也有很好的分解作用。因此，坚持服用决明子茶可以起到全身去脂的效果，达到减肥的目的。

# 苦丁茶

**别名**

大叶冬青、枸骨叶、角刺茶、菠萝叶。

**性味归经**

味苦、甘,性大寒;归肝、肺、胃经。

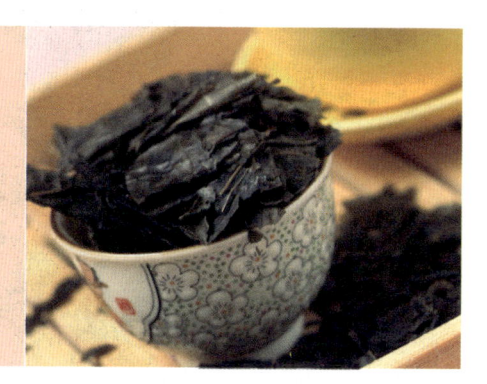

苦丁茶名为茶实为药,是我国一种传统的纯天然保健佳品,故被人们誉称为"绿色黄金"。它外形绿润均匀,汤色清绿明亮,口感微苦滑爽,饮后令人神清气爽,可消乏解渴。

## 功效与主治

清热消暑、明目益智、生津止渴。主治头痛、热病烦渴、耳鸣耳聋等症。

## 用法与用量

**内服**:3~9克,煎汤或入丸剂。
**外用**:适量,涂搽。

## 食用禁忌

风寒感冒、虚寒体质、慢性胃肠炎患者、经期女性和新产妇慎服。

## 药膳推荐

**苦丁茶**

苦丁茶10克,绿茶12克。将二者用开水冲泡,代茶饮。可预防感冒、清热解毒、明目、降血压。

## 国医小课堂

苦丁茶素有"茶胆"的美誉。无论什么茶,它在味道上都能与之相配,而且拼配后的苦丁茶更是别有一番风味,所以人们常把苦丁茶当作"茶中味精"来使用。比如当苦丁茶与乌龙茶、绿茶、龙井、毛尖、花茶等混合冲泡时,既有这些茶的香味,又有苦丁茶回甘和润喉的优点。当然,将苦丁茶单独冲泡,原汁原味、清甜爽口,也不失为一种享受。

# 灵芝

### 别名

灵芝草、菌灵芝、木灵芝、三秀、瑞草。

### 性味归经

味甘、微苦,性平;归心、肺、肝、肾经。

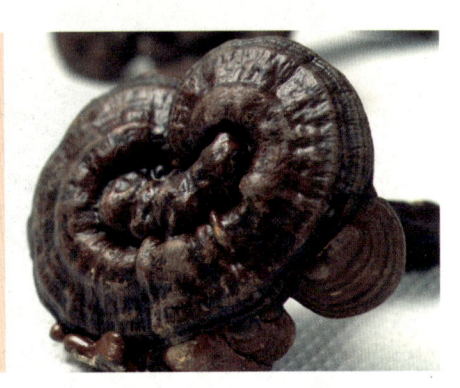

灵芝自古以来就有"仙草""瑞草"之称,中华传统医学长期以来一直将其视为滋补强壮、固本扶正的珍贵中草药。在经典医书《神农本草经》和《本草纲目》中,都对灵芝的功效有详细记载。

### 功效与主治

补气养血,养心安神,止咳平喘。主治虚劳头昏、咳嗽气喘、消化不良、体虚乏力、饮食减少、失眠健忘、高血压、高血脂、冠心病、慢性肝炎、恶性肿瘤等疾病。

### 用法与用量

日用6~12克,可泡茶、浸酒。

### 食用禁忌

不能与茶、海鲜同食。

### 药膳推荐

**灵芝糯米粥**

灵芝50克,小麦60克,白糖30克,糯米50克。将灵芝洗净切成块,用纱布包好,与淘洗干净的糯米和小麦一同放入砂锅中,加水1000毫升,用大火烧开,再转用小火熬煮成稀粥,加白糖调味。日服1剂,分数次食用。可养心、益肾、补虚。

### 国医小课堂

《白蛇传·盗仙草》中所讲述的"仙草"其实就是灵芝。灵芝的功效是一般草药不能与之相比的,是人世间不可多得的仙草。从古至今,灵芝养生、治病的功效也在不断被验证。

# 芦荟

**别名**

卢会、讷会、象胆、奴会、劳伟、龙爪。

**性味归经**

味苦,性寒;归肝、胃、大肠经。

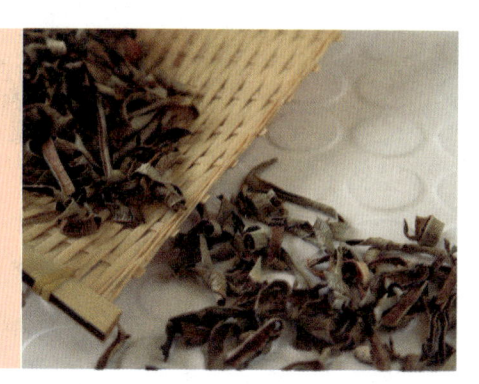

芦荟的品种至少有300种以上,栽培上各有特征,深得人们的喜爱。芦荟的水分很多,具有很好的保湿作用,但其最怕积水,在阴雨潮湿的季节或排水不好的情况下很容易叶片萎缩、枝根腐烂以致死亡。

## 功效与主治

泻下,清肝。主治热结便秘、肝火头痛、目赤惊风、虫积腹痛等症。

## 用法与用量

**内服**:入丸、散或研末入胶囊。
**外用**:研末敷。

## 食用禁忌

脾胃虚寒作泻及不思食者禁用;孕妇和经期中的女性忌服;皮肤过敏者不宜外敷。

## 药膳推荐

### 芦荟汁蜂蜜饮

食用芦荟20克,蜂蜜50克。将食用芦荟榨汁,然后加入蜂蜜调匀即可饮用。分为早、晚2次服用,能够有效缓解哮喘症状。

### 国医小课堂

在我国民间,芦荟早就被作为美容、护发和治疗皮肤疾病的天然药物。到目前为止,还没有发现哪一种植物能够像芦荟这样同时具有美白、保湿、防晒、祛斑、排毒、镇静、消炎、杀菌、护发养发、防止断发及促进伤口愈合等全方位的美容美发功效。正因如此,芦荟也被誉为"神奇的天然美容师"。

# 鹿茸

**别名**

斑龙珠。

**性味归经**

味甘、咸,性温;归肝、肾经。

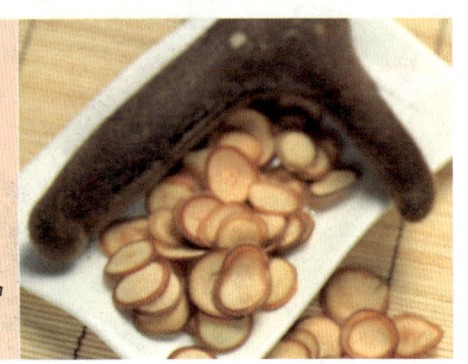

鹿茸是名贵的中药材,为鹿科动物梅花鹿或马鹿的雄鹿嫩角。8~10月龄的雄性小鹿,额部开始凸起,足岁以后鹿茸分岔,以长3~6年为佳。鹿茸含有多种营养成分,其中氨基酸占一半以上。

## 功效与主治

补肾壮阳、生精益血、补髓健骨,还可以托疮毒。主治肾阳不足、精血虚亏、阳痿早泄、头晕耳鸣、腰膝酸软、四肢冰冷、神疲体倦、肝肾不足、筋骨痿软等症。

## 用法与用量

日用2~3克,可分2~3次用。研末冲服,或入丸、散,亦可浸酒。

## 食用禁忌

食用时应从小量开始,缓缓增加,不宜骤用大量;阴虚阳亢、胃火炽盛、血分有热、高血压、肾炎、肝炎患者忌服。

## 药膳推荐

**鹿茸淮山炖鸡汤**

鹿茸4克,淮山40克,鸡肉120克。鹿茸、淮山洗净;鸡肉洗净切块,放入开水中煮5分钟,取出过凉。把所有材料放入炖盅内,加适量开水,隔水慢火炖2~3小时。此汤可温壮肾阳、收敛止带。

## 国医小课堂

真鹿茸体轻,质硬而脆,气微腥,味咸。通常有一或两个分支,外皮红棕色、多光润,表面密生红黄或棕黄色细茸毛。

# 罗汉果

**别名**

拉汗果、假苦瓜、汉果、青皮果、罗晃子。

**性味归经**

味甘，性凉；归肺、脾经。

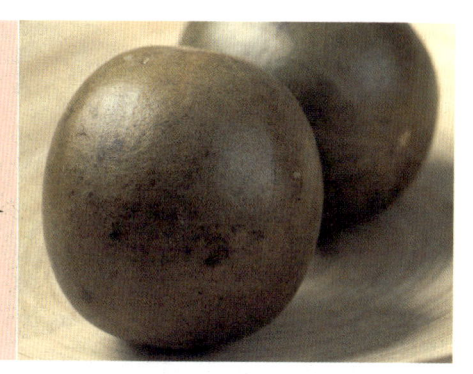

罗汉果是一种名贵药材，具有200多年的历史，为历代朝廷贡品。因其营养价值丰富，含有人体需要的多种营养元素，可以提高人体免疫力，所以又被誉为"东方神果""长寿之神果"和"神仙果"。

## 功效与主治

清热消暑，生津止咳，清肺润肠。主治百日咳、痰火咳嗽、咽喉肿痛、伤暑口渴、血燥便秘、肥胖、糖尿病、支气管炎、扁桃体炎、咽喉炎、急性胃炎、哮喘等症。

## 用法与用量

煎汤，日服9~15克。

## 食用禁忌

外感及肺寒咳嗽者慎服。

## 药膳推荐

**润肺护喉方**

罗汉果1个，雪梨2个。罗汉果洗净瓣开，雪梨去皮切小块，然后一起放入水中大火烧开，转小火炖20分钟。罗汉果和雪梨都很甜，不需要加糖，否则会腻。

## 国医小课堂

◎购买罗汉果时，应该挑选个大形圆、色泽黄褐、摇不响、壳不破不焦、味甜而不苦的，此方为上品。

◎将罗汉果放在桌子或地面上，如果它能像乒乓球一样上下富有节奏地跳跃即为新鲜、品质佳者。

◎罗汉果不是一摘下来就可食用的，要经过慢火烧烤方可食用。

# 木瓜

### 别名
贴梗海棠、铁脚梨、皱皮木瓜、宣木瓜。

### 性味归经
味酸，性温；归肝、脾经。

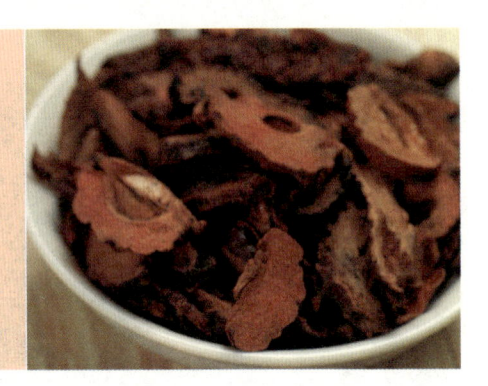

木瓜最常见的有两种：宣木瓜和番木瓜。治病多采用宣木瓜，而平常吃的水果木瓜则是番木瓜。本文所介绍的药性指的都是宣木瓜。木瓜全年开乳黄色花，结长圆形浆果，熟时变成橙黄色，果肉厚，为黄色。

## 功效与主治

平肝舒筋，和胃化湿。主治湿痹拘挛、腰膝关节酸肿疼痛、吐泻转筋、脚气、水肿等症。

## 用法与用量

**内服**：煎汤，或入丸、散。
**外用**：煎水熏洗。

## 食用禁忌

忌铅、铁；精血虚、真阴不足者慎用；伤食脾胃未虚者不宜用。

## 药膳推荐

### 清炖冰糖木瓜

木瓜200克，冰糖50克。将木瓜去皮、去籽、切成块，锅内加适量水，把木瓜块和冰糖一起熬煮约20分钟即可食用。此方可用于丰胸。

## 国医小课堂

木瓜中维生素C的含量是苹果的48倍，加上木瓜蛋白酶有助消化的功能，能够尽快排出体内毒素，所以除了药用价值，木瓜的美容作用也是不可小觑的。木瓜所含的木瓜蛋白酶能促进肌肤代谢，帮助溶解毛孔中堆积的皮脂及老化角质，让肌肤显得更明亮、清新！所以很多净化洁面凝胶都含有木瓜蛋白酶。

# 柠檬

### 别名
益母果、益母子、柠果、洋柠檬。

### 性味归经
味酸、甘，性平；归肝、胃经。

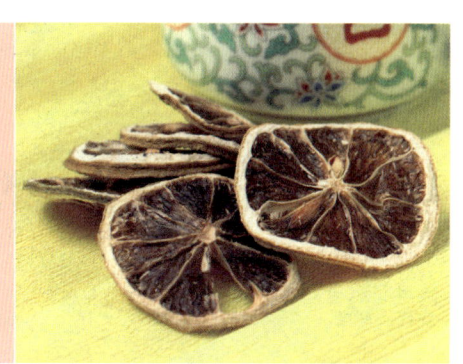

柠檬原产于印度，现主产于中国、意大利。它是柑橘类中极不耐寒的种类之一，现代药理研究证实，柠檬同时也是世界上极具药用价值的水果之一，含有丰富的营养。

### 功效与主治
化痰止咳，生津健胃，行气止痛。主治暑热烦渴、胃气不和、呕吐少食、痰热咳嗽、胎动不安、肾结石等症。

### 用法与用量
生食、绞汁、煎汤服，或以盐腌食。

### 食用禁忌
有胃溃疡、龋齿、糖尿病的患者慎食。

### 药膳推荐

#### 姜蒜柠檬蜜酒方
生姜100克，大蒜400克，柠檬3~4个，蜂蜜70克，酒800毫升。将大蒜蒸5分钟后切片，柠檬去皮后切片，生姜切片，再将其与蜂蜜一起浸泡至酒中3个月，过滤后即可饮用。每日30克，不可过量饮用。此方可祛风散寒、解表，适用于风寒感冒的防治。

### 国医小课堂
柠檬可以说是属于女性的水果，因它能安胎，故称"益母子"。同时，柠檬也是一种美容价值相当高的食物，不单有美白的功效，其独特的果酸成分更可软化角质层，令肌肤变得白皙而富有光泽。

# 人参

**别名**

黄参、地精。

**性味归经**

味甘、微苦，性平；归脾、肺经。

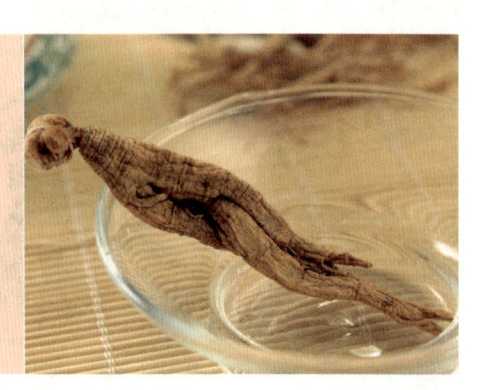

人参是众所周知的名贵中药，其药用价值在民间被广泛认可。由于人参成长缓慢，又长在深山密林里，寻找极为不易，再加上古典文化的渲染，使人参更具神秘色彩，被人们视为可起死回生的灵药。

## 功效与主治

大补元气，复脉固脱，补脾益肺，生津安神。主治体虚欲脱、肢冷脉微、脾虚食少、肺虚咳喘、津伤口渴、内热消渴、惊悸失眠等症，还可有效增强免疫功能，改善内分泌系统，促进血液生成。

## 用法与用量

3～10克。

## 食用禁忌

忌铁器，不可用铁锅、铝锅煎煮；不宜与茶同服；实热证、湿热证及正气不虚者禁服。另外，人参虽补，并非人人皆宜，应根据自己的体质特点辨证配膳。

## 药膳推荐

### 人参剂

人参2～5克，水煎服。此方适用于感冒者，可增强免疫力。

### 补中益气汤

人参、黄芪、炙甘草各15克，白术、当归各10克，陈皮6克，柴胡12克，生姜9片，大枣6颗。将以上配方放在砂锅中，加水300毫升，大火烧沸后改用小火煎，最后剩150毫升。将煎好的汁液去渣，空腹服用。此汤适用于容易疲劳、肠胃虚弱、食欲不振、头痛等症状的患者，对于尿失禁的患者疗效更佳。

# 肉桂

**别名**

玉桂、牡桂、菌桂、筒桂、大桂。

**性味归经**

味辛、甘，性热；归肾、脾、心、肝经。

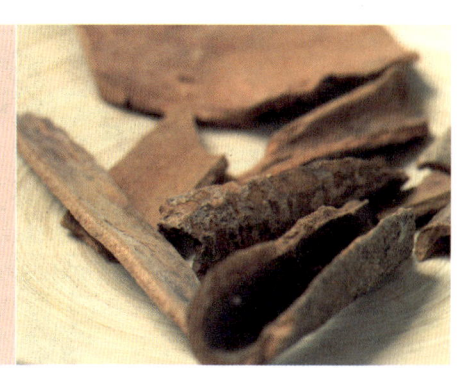

肉桂为樟科常绿乔木，高达10米以上，树皮灰褐色、厚可达13毫米，具有强烈的辛辣芳香味道。肉桂各部位均可用药，树皮也就是人们常说的桂皮，为中国传统名贵中药材，也可作调味品；树枝是中药桂枝，能发汗祛风、通经脉。

## 功效与主治

补火助阳，引火归原，散寒止痛，活血通经。主治阳痿宫冷、心腹冷痛、虚寒吐泻。

## 用法与用量

每次8~10克，入药或作调味品。

## 食用禁忌

阴虚火旺、血热妄行者及孕妇禁服。

## 药膳推荐

**肉桂粳米粥**

肉桂5克，车前子30克，粳米50克，红糖适量。肉桂、车前子加水煎煮，去渣取汁，在药汁内加入粳米煮熟，最后加入适量红糖调味。空腹食用，可温阳利水。

## 国医小课堂

从肉桂中提取的肉桂精油有很好的减肥瘦身作用。具体做法是：在肉桂精油中配入少量的迷迭香精油和马郁兰精油，再加入适量的身体按摩底油，一起调匀后涂在需要减肥的部位，按摩20分钟后，用毛巾包裹该部位，让该部位的多余脂肪和水分排出体外。

# 三七

**别名**

开化三七、人参三七、田七。

**性味归经**

味甘、微苦,性温;归肝、胃经。

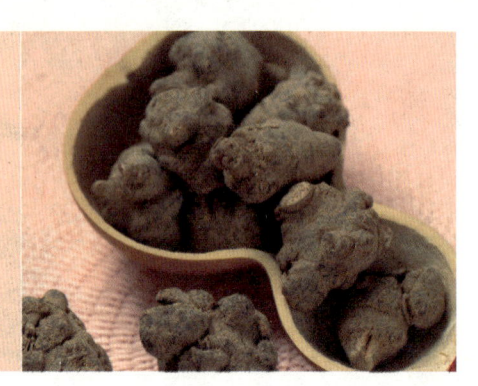

三七是中药材中的一颗明珠,明代著名的药学家李时珍称其为"金不换"。在《本草纲目拾遗》中记载:"人参补气第一,三七补血第一,味同而功亦等,故称人参三七。"

## 功效与主治

用于多种出血症,有瘀血者尤宜。主治胸腹刺痛、跌打损伤、瘀滞疼痛、冠心病、心绞痛等症。

## 用法与用量

每日3~10克,煎汤、浸酒、入菜均可。或研末服,每次1~1.5克。

## 食用禁忌

气血亏虚所致的痛经、月经失调者不宜食用。

## 药膳推荐

### 三七淮山粥

三七5克,淮山、粳米各60克,酥油适量。粳米加适量清水煮粥;三七研末,淮山去皮用酥油炒后,用匙揉碎,与三七一起放入粥内拌匀,作为早点食用。可预防糖尿病。

### 国医小课堂

云南苗族地区的祖先擅长狩猎,在狩猎中难免会受外伤出血,他们将一种野草嚼烂敷于外伤出血处,伤口就像被漆封死一样马上就停止出血了。苗族的祖先将这种野草叫作"山漆"。这种神奇的草药在民间代代相传,慢慢在流传中便将"山漆"记作了"三七"。

# 熟地黄

**别名**

熟地、伏地、酒壶花、山烟、山白菜。

**性味归经**

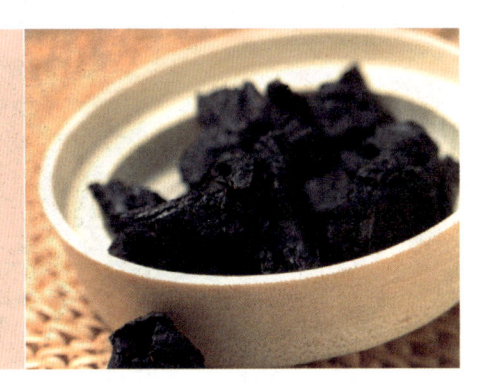

味甘,性微温;归肝、肾经。

熟地黄就是生地黄加黄酒拌蒸至内外色黑、油润或直接蒸至黑润而成,一般切厚片用。中药饮片中的熟地黄为不规则的块状,内外均呈漆黑色,有光泽,外表皱缩不平。

## 功效与主治

滋阴补血,益精填髓。主治血虚萎黄、眩晕、心悸失眠、月经不调等症。

## 用法与用量

煎服,10~30克。

## 食用禁忌

脾胃气滞、腹胀、便溏者忌服。

## 药膳推荐

### 地黄杞菊粥

熟地黄15克,枸杞子15~20克,菊花10克,粳米100克。将熟地黄、枸杞子加水先煎,后下菊花,取药汁与淘洗干净的粳米共煮成稀粥。日服1剂,温热食用。此方可滋补肝肾、疏风清热,适用于肝阳头痛,症见头痛眩晕,常偏重一侧,心烦易怒等症。

### 熟地黄泡酒

熟地黄、枸杞子各50克,白酒1000毫升。先将熟地黄、枸杞子洗净、晒干、切碎、装入纱布袋内,扎紧袋口,置于瓷坛内,加入白酒密封坛口。每日振摇1次,7天后改为每周摇1次,20天后即可饮用。服完后的药渣还可以再加白酒浸泡,重复使用。每次15毫升,每日2次。适用于有精血不足、健忘、脱发、不孕、腰膝酸软等症状的人群。

# 酸枣仁

**别名**

山枣、酸枣核、枣仁、调睡参军。

**性味归经**

味甘、酸，性平；归心、脾、肝、胆经。

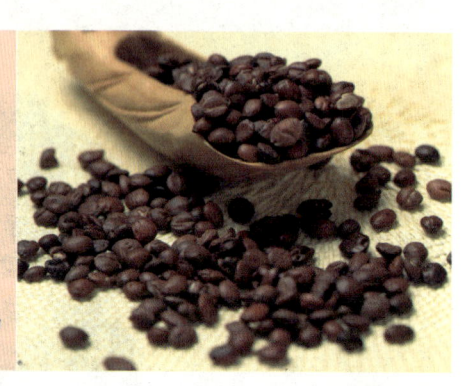

酸枣仁为我国传统的常用中药材之一，其最主要的来源就是酸枣，酸枣在《神农本草经》中就已有详细的记载。酸枣仁的加工过程是将酸枣果实脱肉破壳留取种仁，以粒大饱满、外皮紫红色、无核壳者为佳。

## 功效与主治

养肝养心，宁心安神，敛气止汗。主治肝血不足、虚烦不眠、惊悸怔忡、神经衰弱、失眠多梦、自汗盗汗、体虚、津伤口渴等症。

## 用法与用量

每日10~15克，煎汤或煮粥。

## 食用禁忌

实邪郁火及患有滑泄症者慎服。

## 药膳推荐

### 酸枣仁地黄粥

生地黄30克，酸枣仁30克，粳米100克。将酸枣仁加水研末，取汁约100毫升；生地黄加水煎取药汁100毫升；另将粳米淘洗干净，加水煮粥，待粥成时加入生地黄汁和酸枣仁汁，调匀即成。日服1剂，分数次食用。此方可清热止汗、生津止渴、养心安神。大便滑泻者不宜服。

## 国医小课堂

酸枣仁与不同的中药配伍，功效也各有不同。如配伍生栀子，可治心火过盛引起的烦躁、失眠、惊悸多梦、体虚多汗；与知母、茯苓、川芎等配伍，可治肝虚劳热；与黄芪、人参等配伍，可增强益气、固表敛汗。

# 五味子

**别名**

山花椒、会及、五梅子、秤砣子。

**性味归经**

味酸，性温；归肺、心、肾经。

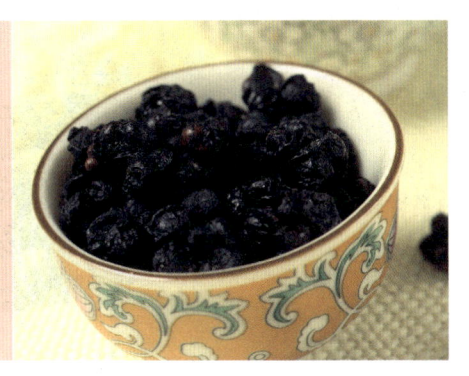

五味子是木兰科多年生缠绕性藤本植物，因其果实有甘、酸、辛、苦、咸五种滋味而得名。李时珍谓："五味今有南北之分，南产者色红，北产者色黑，入滋补药必用北产者乃良。"

## 功效与主治

收敛固涩，益气生津，补肾，宁心安神。主治气虚津伤、体倦多汗、气短心悸；肺气不足或肺肾两虚所致的喘咳或喘咳日久、肺气耗伤；心阴不足、心悸怔忡、失眠健忘；肾气不固、遗精、尿频或脾肾两虚、久泻不止。现代医学又用于治疗无黄疸型和迁延慢性肝炎。

## 用法与用量

1~3克，煎汤、浸酒或入丸、散。

## 食用禁忌

外有表邪、内有实热或咳嗽初起、麻疹初发者禁服。

## 药膳推荐

**化瘀利湿汤**

制半夏、枳实、川芎、五味子、麦冬、赤芍各9克，茯苓25克，丹参、沙参各15克。水煎服，每日1剂。

## 国医小课堂

古时候，猎人每次远行狩猎之前必定服五味子以强身补气。这是因为五味子能帮助人体承受诸如冷、热、噪声、情绪超负荷之类的压力因素，故有助于提升狩猎表现、增强耐力和减轻疲劳。

## 夏枯草

**别名**

夕句、燕面、铁色草、棒柱头花。

**性味归经**

味苦、辛,性寒;归肝、胆经。

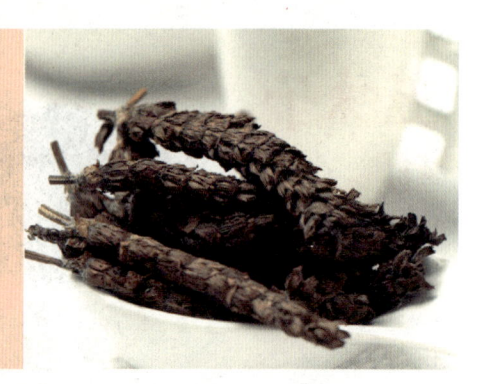

夏枯草为双子叶植物唇形科的干燥果穗。夏季采收,除去杂质,晒干。本品呈棒状,略扁,长1.5~8厘米,直径0.8~1.5厘米,全穗由数轮至数十轮宿萼与苞片组成。体轻质脆,微有清香气,味淡。

### 功效与主治

清火明目,散结消肿。主治目赤肿痛、目珠夜痛、头痛眩晕、瘰疬瘿瘤、乳痈肿痛、赤白带下等症。

### 用法与用量

**内服**:煎汤,9~30克;或入丸、散。
**外用**:适量,煎水洗或捣敷。

### 食用禁忌

脾胃气虚者慎服。

### 药膳推荐

**清热降压汤**

杜仲、黄芩、夏枯草各12克。水煎服,每日1剂。

### 国医小课堂

夏枯草名字的来历,还有一个故事。有一少年早年丧父,与母亲相依为日,在他的刻苦努力下终于考取了秀才,但母亲因过度劳累,脖子上长了一个疙瘩,且越长越大,不久又流出脓水。母子四处求医无果。一天村里来了一个郎中,看过之后说可以治愈,便和秀才一起上山寻找草药,找到一种紫色花草,秀才照郎中的吩咐每日熬制给母亲喝,不几日果然不流脓了,最终连疙瘩也退了。由于这种草是立夏就枯,所以起名为"夏枯草"。

# 燕窝

**别名**

燕菜、燕根、燕室、燕盏、金丝。

**性味归经**

味甘，性平；归肺、胃、肾经。

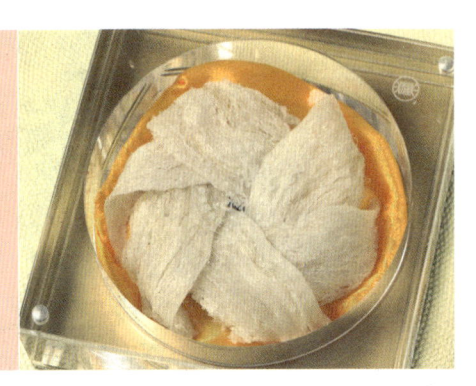

燕窝，顾名思义，即是燕子的窝。不过这种燕子并不是我们常见的在屋檐下筑巢的燕子，而是雨燕科部分雨燕和金丝燕属几种金丝燕分泌出来的唾液再混合其他物质所筑成的巢穴。

## 功效与主治

燕窝有养阴、润燥、益气、补中、养颜五大功效。主治虚劳咳嗽、咳血等症。

## 用法与用量

干品每次3～5克，浸泡后炖服。

## 食用禁忌

食用燕窝期间要少吃辛辣、油腻食物，不抽或少抽烟。

## 药膳推荐

### 燕窝莲子羹

燕窝25克，鲜百合120克，鲜莲子30克，枸杞子5克，冰糖100克，大枣3颗。将所有材料处理干净，一起放入炖盅中，入蒸笼蒸半个小时。此方可养阴润肺。

### 木瓜炖燕窝

鲜熟木瓜半个，燕窝30～50克，冰糖50克。先将木瓜洗净，剖开，去核，用汤匙挖出木瓜肉，备用；将燕窝浸泡于清水中，约30分钟后倒掉浸过的水，再次加入清水浸泡一个半小时，然后取出燕窝，再将其和木瓜肉一同放进炖盅内，同时，用第二次浸泡燕窝的清水煮溶冰糖，趁热倒入已盛有燕窝、木瓜肉的炖盅内，加盖，隔水炖2个小时，温后饮用。此方具有生津整肠的作用。

# 益母草

### 别名
益母蒿、红花艾、茺蔚、坤草、九塔花。

### 性味归经
味辛、微苦,性微寒;归心、肝、肾经。

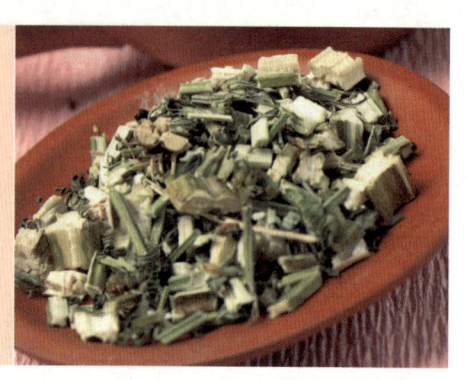

益母草为唇形科植物益母草的全草,喜温暖湿润气候,以较肥沃的土壤为佳,需要在充足的水分条件下生长,但不宜积水。以生产全草为目的的话,应在枝叶生长旺盛、每株开花达2/3时收获;以生产种子茺蔚子为目的的话,则应待全株花谢、果实完全成熟后采收。

### 功效与主治
活血调经,祛瘀止痛,利尿消肿,清热解毒。主治月经不调、胎漏难产、产后血晕等症。

### 用法与用量
干品9~30克,鲜品12~40克。

### 食用禁忌
阴虚血少、月经过多者禁服。

### 药膳推荐

#### 三草降压汤
夏枯草、益母草、白芍各10克,龙胆草3克,甘草6克。水煎服。

### 国医小课堂

关于益母草的名字由来有这样一个传说:有一户姓张的人家,家里只有一位老大娘和一个16岁的女孩。母女俩过着十分艰苦的日子。有一次老大娘生了病,久治不愈,女孩就到深山中找灵药。她历经千辛万苦,在一位老神仙的帮助才找到了可以治疗母亲疾病的灵药。母亲痊愈后,她还栽种此灵药来帮助患了同种疾病的穷苦人。因为这灵药是姑娘为了给母亲治病找来的,所以大家称之为"益母草"。

# 第四章 药食两用，养生防病

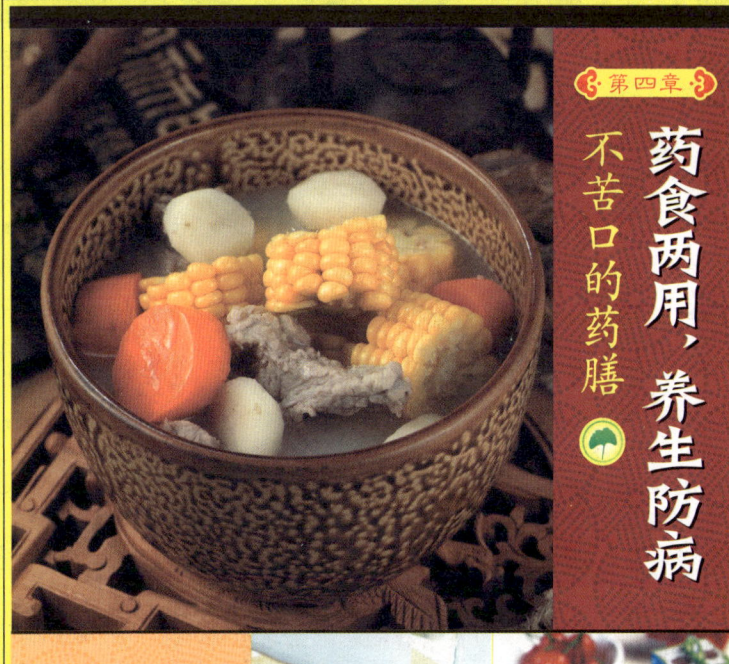

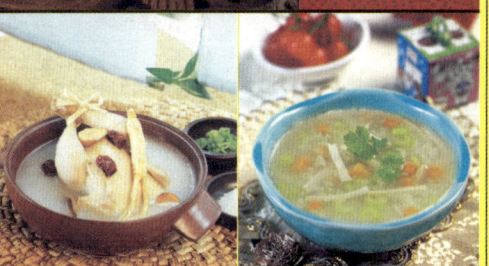

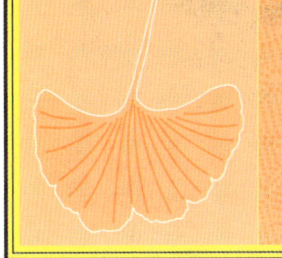

## 不苦口的药膳

中药汤剂多有苦味。而药膳使用的多为药食两用之品，并通过精细的烹调具有了色、香、味，让您在养生防病的同时，充分享受不苦口的佳肴！

# 何谓药食两用

## 药食同源是药食两用的基础

"药食同源"即指药材与食物是同时起源的,它们同宗同源、不可分割。据《淮南子·修务训》称:"神农尝百草之滋味,水泉之甘苦,令民知所辟就,一日而遇七十毒。"由此可见,神农时代的中药与食物并没有严格的界线,无毒者可食,有毒者当避。到了唐代,人们进一步认识到"空腹食之为食物,患者食之为药物",从而出现了"中药"与"食物"的分化,直至发展为今天的细化。

## 药食两用是在药食同源的基础上发展而来的

众所周知,中药和可供人类食用的食物都来源于自然界,而有些只能用来治病,就称为药物,有些只能食用,故称为食物。当然,还有一些既可用来治病又能用作食物的动植物或矿物质,称为药食两用。

比如橘子、桂圆、山楂、核桃、杏仁、桂皮、冬瓜子、蜂蜜、小茴香等,它们既属于中药,具有良好的治病疗效,又是大家经常食用的可口食品。用这些中药(或说食物)来制作药膳,就可以同时起到防病治病、补充营养等作用,可谓一举两得。

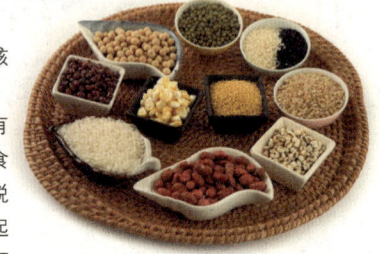

这些两用的食材虽然不及药品对人体的作用大,但日积月累,从量变到质变,这种影响作用也会变得非常明显

# 冬瓜子

**别名**

白瓜子、瓜子、瓜瓣、冬瓜仁、瓜犀。

**性味归经**

味甘，性微寒；归肺、大肠经。

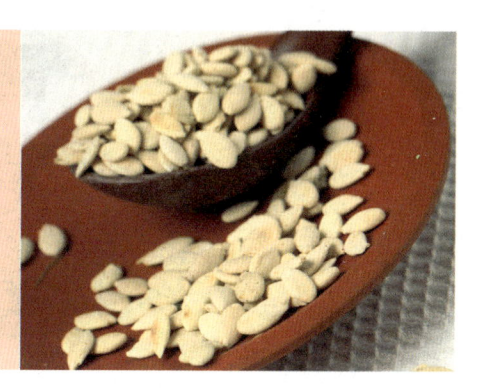

干燥的冬瓜子呈扁平的长卵圆形或长椭圆形，长1厘米左右，宽约6毫米。外皮黄白色，有时有裂纹，一端纯圆，另一端尖。剥去种皮后，可见乳白色的种仁，有油性。以白色、粒饱满、无杂质者为佳。

## 功效与主治

清肺化痰，消痈排脓，利水除湿。主治痰热咳嗽、肺痈肠痈、脚气、水肿、小便不利、带下白浊、痔疮等症。

## 用法与用量

**内服**：煎汤，10～15克，或研末服。
**外用**：适量，研膏涂敷。

## 食用禁忌

不宜久服。

## 药膳推荐

### 冬瓜子薏苡仁粥

冬瓜子25克，薏苡仁20克，粳米100克。将冬瓜子加水煎煮后去渣取汁；将薏苡仁、粳米分别淘洗干净，加水适量与冬瓜子汁同煮为稀粥即可。每日服用1剂，分数次食用，有清热化痰、健脾渗湿、清热祛风的功效，可用于痰湿咳嗽等症。

## 国医小课堂

自己收集冬瓜子的方法：食用冬瓜时，收集种子，然后拣净杂质、洗净、选成熟者晒干（如应选择白色、粒饱满、无杂质的）。然后用小火微炒至黄白色，置于干燥处，以防止虫蛀及鼠咬，用时捣碎。

# 枸杞子

**别名**

甘枸杞、梗皮、甜菜子、杞子、枸杞果。

**性味归经**

味甘，性平；归肝、肾经。

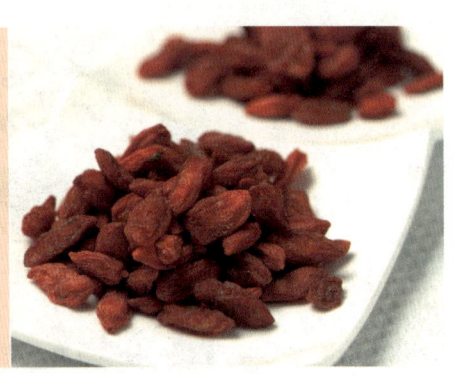

枸杞子呈鲜红色或深红色，略有光泽，形似纺锤和红玛瑙坠，是宁夏传统名品，以皮薄、肉厚、籽少、品质优良驰名中外。市场上卖的枸杞子多为经过脱水处理的干果，一般用于入药、泡酒、沏茶或入菜。

## 功效与主治

滋补肝肾，益精养血，明目消翳，润肺止咳。主治腰膝酸软、头昏耳鸣、遗精、不孕等症。

## 用法与用量

生食、煎汤、熬膏、浸酒或入丸、散，6~12克。

## 食用禁忌

外感实热、脾虚泄泻者忌服；不宜和温热的补品等共同食用。

## 药膳推荐

### 牛肝枸杞子汤

牛肝100克，枸杞子15克。将牛肝洗净切片，用开水氽烫一下；枸杞子洗净，放入砂锅内，加清水适量，先用大火煮沸，再转用小火煮熬30分钟，捞起枸杞子，再将汤煮开，放入牛肝片，继续煮至牛肝片熟即成。饮汤吃牛肝和枸杞子。此方可滋阴清肝。

## 国医小课堂

枸杞子是古今养生的最佳选择，有延年益寿之功效。据说大诗人陆游老年后两眼昏花，视物模糊，就是靠吃枸杞子得到了很好的治疗，所以陆游便有了"雪霁茅堂钟磬清，晨斋枸杞一杯羹"的诗句。

# 桑葚

**别名**

桑果、桑枣。

**性味归经**

味甘、酸,性寒;归心、肝、肾经。

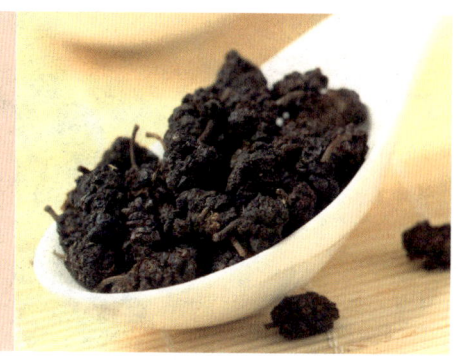

中医认为,桑葚是滋补强壮、养心益智的佳果。早在2000多年前,桑葚已是中国皇帝御用的补品。桑树特殊的生长环境使其具有天然生长、无任何污染的特点,所以桑葚又被称为"民间圣果"。

## 功效与主治

补血滋阴,生津止渴,润肠。主治阴血不足而致的头晕目眩、耳鸣心悸、烦躁失眠、腰膝酸软等症。

## 用法与用量

9~15克。

## 食用禁忌

熬桑葚膏时忌用铁器;脾虚溏者不宜食用;糖尿病患者应忌食。

## 药膳推荐

### 桑葚蜜膏

鲜桑葚1000克(干品500克),蜂蜜300克。将桑葚去杂质洗净,放入锅中,加水适量,用大火煮沸后改用小火煎煮30分钟,滤渣取汁。加水再煮鲜桑葚,如此反复煎煮3次,合并煎液过滤,加入蜂蜜,不停搅动至稠,晾凉后装入瓷罐中即成。每服10~20克,用温开水送服,早晚各服1次。此方可滋补肝肾、明目聪耳。

### 芝麻桑葚粥

黑芝麻、桑葚各60克,白糖10克,粳米50克。将黑芝麻、桑葚、粳米淘洗干净后一同捣碎,再放入砂锅中,加水1000克,先用大火烧开,再转用小火熬煮成稀糊状,加入白糖调味。日服1剂,分2次食用。此方可补肺益气、通血脉、滋阴养血,适用于高血脂、高血压患者。

## 马齿苋

**别名**

长命菜、五行草、安乐菜、酸米菜。

**性味归经**

味甘、酸,性寒;归心、肝、脾、大肠经。

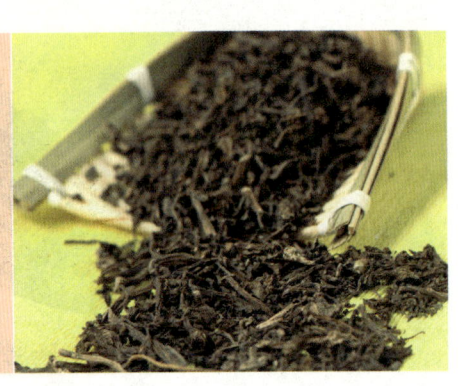

马齿苋是一种野菜,中国老百姓食用已久。夏秋季节,采拔茎叶茂盛、幼嫩多汁者,除去根部做成各样美食,味道鲜美,滑润可口。又因其叶片肉质肥厚,长方形或匙形,形似马齿,故名"马齿苋"。

### 功效与主治

清热解毒,利尿通淋,凉血止血。主治痢疾、热毒血痢、痈肿疔疮等症。

### 用法与用量

**内服:** 干品9~15克;鲜品30~60克。
**外用:** 取适量,外敷。

### 食用禁忌

脾胃虚弱、腹泻便溏之人忌食;孕妇忌食。

### 药膳推荐

#### 马齿苋豆花汁

马齿苋60~90克(鲜品加倍),扁豆花3~12克,红糖适量。将马齿苋和扁豆花一起加水煎煮,最后加入红糖调味。每日分2次服用。此方可治疗赤白痢疾。

#### 马齿苋蛋清饮

鲜马齿苋适量,生鸡蛋2个。将鲜马齿苋捣烂绞汁,鸡蛋取蛋清;将蛋清加入马齿苋汁中,搅匀。开水冲服,每日1次,可治疗女性赤白带下。

#### 马齿苋粥

马齿苋40克,粳米100克,加入适量清水一起煮粥,煮至粳米熟烂。每日服用1剂,分顿服用。此方可清热止泻,适用于细菌性痢疾、肠炎、中暑、子宫癌等症。

# 小茴香

**别名**

谷茴香、谷茴、土茴香、谷香、香子。

**性味归经**

味辛、苦，性温；归肝、肾、脾、胃经。

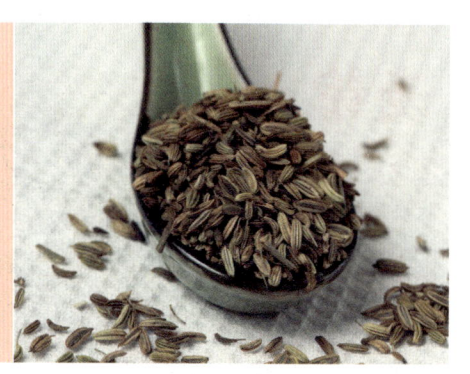

小茴香来自南欧和西南亚，是药食两用之佳品，后逐渐传入中国。作为香料，在欧洲常用于肉类、海鲜及面食的烹调。作为药用，可用于多种疾病的防治。

## 功效与主治

散寒止痛，理气和胃。主治寒疝腹痛、睾丸偏坠、痛经、少腹冷痛、脘腹胀痛、食少吐泻、睾丸鞘膜积液等症。

## 用法与用量

3～6克。

## 食用禁忌

平时作为调味品，无使用禁忌。

## 药膳推荐

### 小茴香药茶

小豆蔻1小匙、小茴香粉半小匙、磨碎的葛根粉适量、生姜半片，将其一起倒入多半杯沸水中，浸泡10分钟后饮用，药茶中还可以放入肉桂棒。此方可以缓解肠胃疾病。

## 国医小课堂

清代末年，俄国富商米哈伊洛夫乘船游览西湖。正当他尽情欣赏秀丽风光时，突然疝气发作，疼痛难忍。这时，船夫向他推荐了一位老中医。老中医用中药小茴香一两，研成粗末，让米哈伊洛夫用二两绍兴黄酒送服。大约过了20分钟，他的疝痛奇迹般地减轻，并很快消失。得知自己的疼痛被小茴香治好，米哈伊洛夫大呼神奇。

# 麦芽

**别名**

大麦芽、大麦、麦、大麦毛。

**性味归经**

味甘，性平；归脾、胃经。

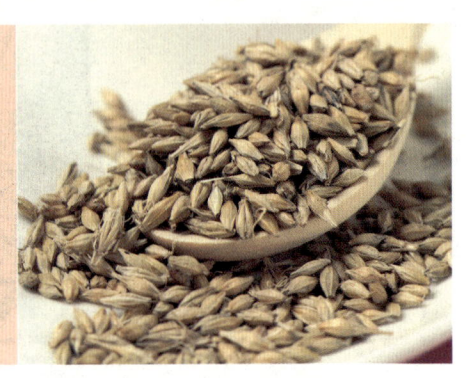

麦芽是禾本科植物大麦的成熟果实经发芽干燥而得。按其炮制方法可分为生麦芽、炒麦芽、焦麦芽三种。其中炒麦芽要炒至棕黄色，焦麦芽要炒至焦褐色。炮制方法不同，功效主治也不同。

## 功效与主治

行气消食，健脾开胃，退乳消胀。主治食积不消、脘腹胀痛、脾虚食少、乳汁郁积、乳房胀痛、女性断乳等症。

## 用法与用量

日服9～15克；回乳炒用60克。

## 食用禁忌

脾胃虚者不宜用；痰火哮喘者忌用。

## 药膳推荐

### 消乳汤

山楂、五味子各15克，麦芽40克。水煎服，每日1剂，早、晚分服。需要注意的是，一般体壮、乳多者回乳可单用生麦芽60～120克，体弱、乳少者用量需稍少些，或选用炒麦芽，会相对好些。另外，也可用生麦芽配以蝉蜕水煎服。

## 国医小课堂

麦芽常被用于米面类食物引起的食积，它与一些泻下的药物不同，本身就是粮食，对身体没有伤害，既可入药，又可食用，是药食两用的食材之一。所以，在治疗女性、儿童和老人食积方面，选用麦芽最安全放心。

# 杏仁

**别名**

杏子、木落子、苦杏仁、杏梅仁、甜梅。

**性味归经**

味苦，性温；归肺、脾、大肠经。

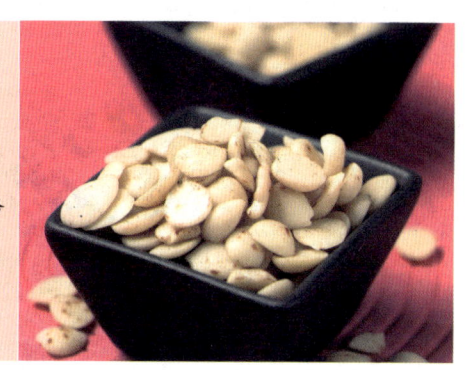

杏仁分为甜杏仁和苦杏仁两种，是药食两用之佳品。我国南方产的杏仁属于甜杏仁，味道微甜，多作为原料加入蛋糕和菜肴中食用；北方产的杏仁则属于苦杏仁，带苦味，多作药用。

## 功效与主治

润肺，清积食，散滞。主治消化不良、便秘等症。

## 用法与用量

日服3～10克；煎汤，或入丸、散皆可。

## 食用禁忌

婴儿阴虚咳嗽者忌服；大便溏泄者忌服；不可与小米、猪肉同食；不可与黄芪、黄芩、葛根同用。

## 药膳推荐

### 瓜蒌杏仁止咳汤

瓜蒌仁15克，杏仁、川贝、苏子、桑叶心、麻黄各10克，半夏6克。水煎服，每日1剂，早、晚分服。此方适用于咳嗽、气喘、痰多者。

### 国医小课堂

抗癌斗士——苦杏仁：研究发现，苦杏仁含有一种生物活性物质苦杏仁苷，可以进入血液杀死癌细胞，而对健康细胞没有不良影响。同时，杏仁还含有丰富的胡萝卜素，也具有预防肿瘤的作用。所以，适量多吃苦杏仁能够起到抗癌作用，可以改善晚期癌症患者的症状，延长患者的生存期。

# 陈皮

### 别名
新会皮、广陈皮、橘皮。

### 性味归经
味苦、辛，性温；归肺、脾经。

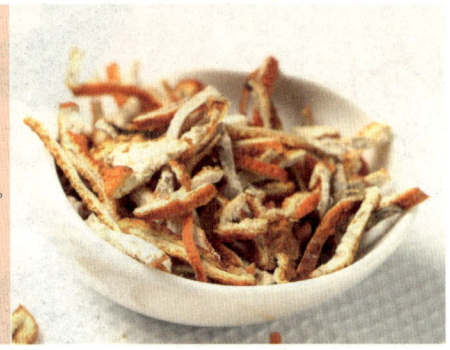

陈皮为芸香科植物橘的成熟干燥果皮。表面为橙红色或红棕色，有细皱纹及凹下的点状油室；内表面浅黄白色，粗糙，附黄白色。质稍硬而脆，透明清晰，质较柔软。

## 功效与主治

理气调中，燥湿化痰，利水通便。主治脾胃气滞之脘腹胀满或疼痛、湿浊阻中之胸闷腹胀等症。

## 用法与用量

日服3～9克，研末，加水煎服。

## 食用禁忌

不宜与半夏、南星和温热香燥药同用；气虚体燥、阴虚燥咳、内有实热者慎服。

## 药膳推荐

### 加味温胆汤

陈皮、姜竹茹、姜半夏、云苓、炙甘草各9克，枳实4.5克，葛根、丹参各20克，钩藤、生磁石各15克。水煎服，每日1剂。此方可平肝泻火、化痰降气。

### 陈皮饮

陈皮30克，加适量开水冲泡，每日2～3次。此方适宜消化不良、食欲不振、咳嗽多痰之人饮用，可经常饮用。

### 陈皮粳米粥

陈皮10克，粳米50克。将陈皮洗净，切成条状，水煎取汁，去渣；粳米淘净，放入锅中，加入陈皮汁及适量清水，煮为稀粥服食，每日1剂。此方可缓解胸闷。

# 山楂

**别名**

红果、棠棣、绿梨、山里红

**性味归经**

味酸、甘，性微温；归脾、胃、肝经。

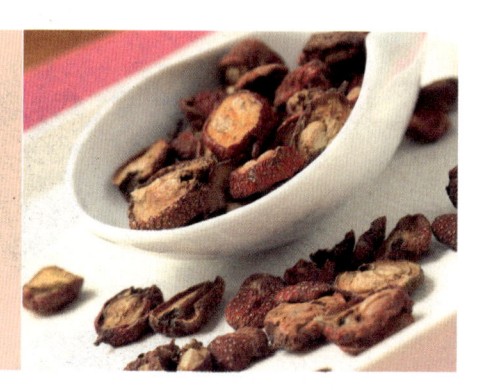

山楂树一般生长在海拔400~1000米的向阳山坡。其果实酸甜可口，能生津止渴，具有很高的食用和药用价值。山楂除直接食用外，还可制成山楂片、果脯等，也可入药。

## 功效与主治

化滞消积，收敛止痢，活血散瘀，化痰行气。主治肉食滞积、症瘕积聚、腹胀痞满、瘀阻腹痛、痰饮、泄泻、肠风下血、女性产后恶露不尽等症。

## 用法与用量

生食，水煎或榨汁。日服10~30克。

## 食用禁忌

患有胃酸过多、胃溃疡、十二指肠溃疡、龋齿及服用滋补药品期间忌食；脾胃虚弱者慎食；孕妇忌食；不宜与海鲜、人参、柠檬同食。

## 药膳推荐

### 芹菜山楂粥

芹菜100克，山楂1大匙，粳米半杯。将芹菜去叶，洗净，切成小丁；山楂洗净，切片，备用。粳米淘洗干净，与适量水一同放入锅中，煮开后转成小火熬至软烂。放入芹菜丁、山楂片，再略煮10分钟左右即可。此方可以改善高血压、心脏病、高血脂，以及食积停滞、腹痛、腹泻、小儿乳食不消等病症。

### 山楂西红柿饮

山楂10克，西红柿20克，分别洗净，去蒂、籽，加适量清水一起榨汁饮用，可促进消化、增进食欲。

# 芝麻

**别名**

胡麻、油麻、巨胜子。

**性味归经**

味甘，性平；归肝、肾、肺、脾经。

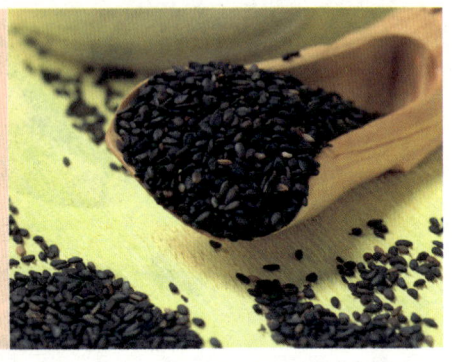

芝麻属胡麻科一年生草本植物，种子扁圆，是我国四大食用油料作物的佼佼者。其有黑白两种，食用以白芝麻为好，补益药用则以黑芝麻为佳。

## 功效与主治

补血明目，祛风润肠，生津通乳，益肝养发，益肾强身。主治头晕耳鸣、高血压、高血脂、咳嗽、腰膝酸软、四肢无力、产后血虚、乳汁不足、贫血萎黄、大便燥结等症。

## 用法与用量

**内服**：15～30克，水煎服。亦可炒食、研末、磨酱、取油等。
**外用**：水煎后涂擦患处。

## 食用禁忌

慢性肠炎、便溏腹泻、阳痿、遗精者忌食。

## 药膳推荐

### 麻桃蜜糕

黑芝麻100克，核桃仁150克，粳米粉、糯米粉各500克，蜂蜜200克，白糖适量，糖金橘饼2个。将黑芝麻、核桃仁炒熟研末，再与粳米粉、糯米粉拌匀；蜂蜜加白糖和清水150毫升调成蜜糖水，拌入上述调好的粉末中和匀，过粗筛筛出粉团后轻轻盛于糕模内，面上撒一些切碎的金橘饼，用大火蒸12～15分钟即可。可当点心食用。此方具有补肾益血、舒筋止痛、润肠通便等功效，多用于神衰健忘、失眠多梦、食欲不振、四肢无力、白带增多、大便燥结等症。

# 淮山

**别名**

山药、脚板薯、怀山药、淮山药。

**性味归经**

味甘，性平；归肺、脾、肾经。

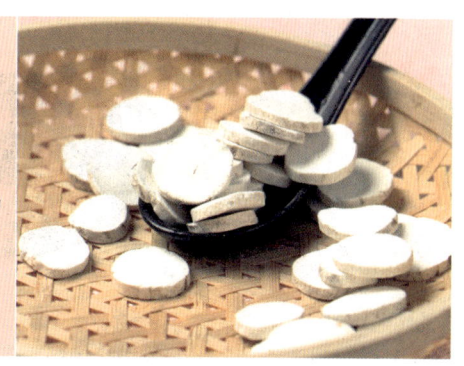

淮山是一种非常理想的药食两用食材。新鲜的淮山被称为山药，晒干后，被称为淮山。淮山常用于治病养生，既可单独入药，又可与其他药材搭配使用，还可与一些食材制成美味药膳。

## 功效与主治

健脾补肺，益胃补肾，固肾益精。主治脾胃虚弱、倦怠无力等症。

## 用法与用量

日服10～30克，煎汤、煮食、做丸等。

## 食用禁忌

大便燥结者不宜食用；忌甘遂；不可与碱性药物同服。

## 药膳推荐

### 羊乳淮山羹

羊乳500克，淮山30克，白糖适量。将淮山炒至微黄，研成细末，再将羊乳煮沸，加入淮山末和少量白糖，调匀，稍煮即成。日服1剂，分早、晚2次温热服用。此方可益气滋阴、润胃补肾，适用于胃阴不足所致的口渴、干呕、反胃和肾阴亏虚所致的腰酸腿软、头晕耳鸣、小便短黄等症。

### 甲鱼淮山汤

重250～500克的甲鱼1只，淮山50克，米醋适量。先用米醋炒甲鱼，再与淮山同煮汤。隔日1次，连服4～5次。此方适用于肾气不足型带下症，以及症见带下清稀、色白如涕或赤白相兼、带量甚多、连绵不断、腰痛如折、腿软无力、自觉腹冷、面色苍白、脉沉细等症。

# 大枣

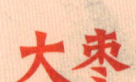

**别名**

红枣

**性味归经**

味甘，性温；归脾、胃经。

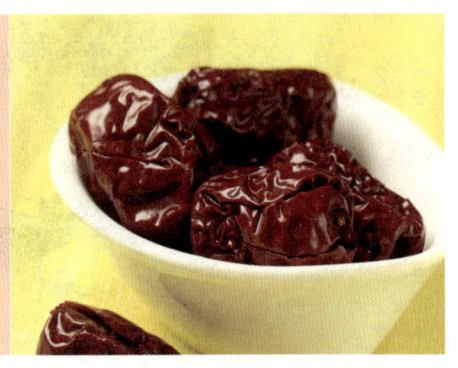

大枣主产于河北、河南、山东、山西等地，以色红、肉厚、饱满、核小或无核、味甜者为佳。既是益气养血的中药，又是营养丰富的食品。由于其维生素C的含量极高，也被称为"天然维生素丸"。

## 功效与主治

补气健脾，养血安神，补中益气，助阴补血。主治中气不足及脾胃虚弱引起的体倦等症。

## 用法与用量

以10~30克煎服，或3~10颗煎服。

## 食用禁忌

大枣易助湿滞气、生痰蕴热，故有实热、湿盛、滞气等症者不宜用。

## 药膳推荐

### 参枣饮

党参10克，大枣5颗。水煎服，每日1剂。适用于脾胃虚弱、神疲乏力、心慌气短、食少消瘦、体质下降等症。

### 葱白大枣汤

葱白7根，大枣20颗。将大枣洗净后用水泡发，葱白洗净备用；再将大枣放入锅内，加清水适量，用大火烧沸约20分钟后，再加葱白继续煎熬10分钟即成。此方适用于神经衰弱、失眠多梦、记忆力减退等症。

### 大枣全虾粥

去核大枣20颗，全虾50克，韭菜10克，粳米100克。将全虾、韭菜分别洗净切段，二者与粳米、大枣同入锅中煮成粥。此方可缓解腰膝酸软、性欲减退等症。

# 蜂蜜

**别名**

蜂糖。

**性味归经**

味甘，性平；归肺、脾、大肠经。

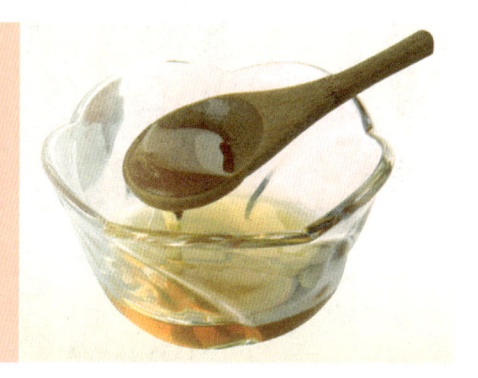

蜂蜜是一种营养丰富的天然滋养食品，也是人们常用的滋补品之一。据分析，蜂蜜含有与人体血清浓度相近的多种无机盐、维生素及有机酸，对人体非常有益，被誉为"保健佳品"。

## 功效与主治

补中缓急，润肺止咳，解毒，通便。主治脾胃虚寒引起的腹痛、食少等症。

## 用法与用量

早、晚服用，每次15～25克，温开水冲服，一般在饭前1～1.5小时或饭后2～3小时服用比较适宜。

## 食用禁忌

湿热痰滞、大便稀薄者慎用。

## 药膳推荐

### 花粉酒蜜方

花粉50克，优质白酒500毫升，蜂蜜40克，柠檬酸0.2克。取花粉在冰箱内放24小时以上。将白酒兑入400毫升开水中加热至约80℃，然后将花粉放入酒水中，用力搅拌，待冷却后加入柠檬酸、蜂蜜，继续搅拌10分钟，静置24小时以上，将上层清液倒入另外的容器中，然后装瓶即成。当饮料服用，每日饮用2次，每次20克，也可加温开水冲服。此方可健脾益肾，适用于脾肾亏虚、头昏耳鸣、神疲乏力等症。

### 蜂蜜饮

取蜂蜜50～160克，用微温开水冲服。此方可缓解乌头中毒，呕吐频繁者可多次少服，待呕止后可顿服。

# 百合

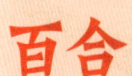

**别名**

野百合、山百合、灯伞花根。

**性味归经**

味甘，性微寒；归肺、心经。

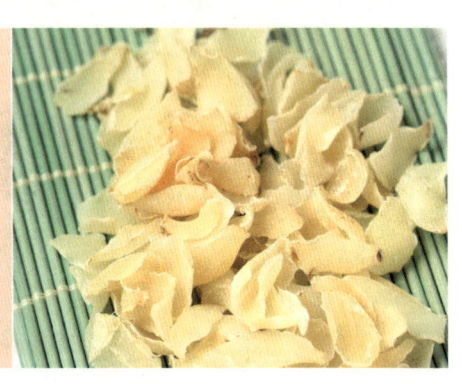

百合因"数十片相累，状如白莲花，百片合成"而得名。由于百合是有一定毒性的植物，且品种众多，有些品种甚至有剧毒，所以千万不要随便食用不明品种的百合。

## 功效与主治

养阴润肺，清心安神。主治肺虚引起的干咳无痰或痰中带血，以及热病后余热未清引起的心烦、口燥、小便短赤，阳虚内热引起的心烦失眠、神经衰弱等症。

## 用法与用量

可煎煮成药汤服用，一般用量为9～15克，大剂量用时最多可达至30克。

## 食用禁忌

风寒咳嗽、脾胃虚寒型大便稀薄者忌用；有长期轻微腹泻的寒性体质者忌用。

## 药膳推荐

### 香蕉百合银耳汤

银耳15克，食用百合120克，香蕉2根，冰糖适量。将银耳泡软、去蒂，撕成小朵；百合洗净，去蒂；香蕉去皮切成薄片。将银耳放入碗中，倒入适量清水，放入蒸笼内蒸半个小时；将百合、香蕉片和蒸好的银耳放入炖盅中，加入冰糖，再放入蒸笼中蒸半小时。此方可润肺止咳、清心安神。

### 百合薏苡仁粥

干百合、薏苡仁各60克，粳米50克。将三者一起煮粥，每日服用2次。此方可预防痛风复发。

# 薏苡仁

**别名**

薏米、起实、回回米。

**性味归经**

性微温，味甘、淡；归脾、胃、肺经。

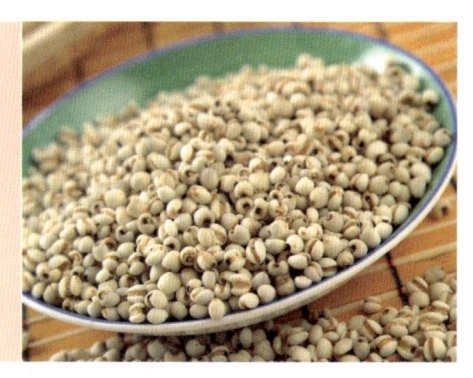

薏苡仁含有十分丰富的营养成分，有"世界禾本科植物之王"的美称。据测定，每100克薏苡仁就含蛋白质17.58克，大大超过普通稻米中的含量。因此，它是常用的药膳之品。

### 功效与主治

健脾渗湿，除痹止泻，清热排脓。主治脾虚湿盛引起的水肿、脚气、小便不利、腹泻等症。

### 用法与用量

常用量为20～30克，病重者可加大剂量至60克。

### 食用禁忌

大便燥结、津液不足者忌用；孕妇忌用；消化功能较弱者慎用。

### 药膳推荐

**黄檗薏苡仁粥**

黄檗10克，薏苡仁20克，粳米、冰糖各适量。黄檗水煎，过滤留汁，再与薏苡仁、粳米煮粥，粥熟后加入冰糖稍煮。此方适用于遗精、心烦少寐者。

**薏苡仁冬瓜汤**

薏苡仁30克，冬瓜片30克，猪瘦肉片50克，盐、鸡精各适量。薏苡仁、冬瓜片、猪瘦肉片煮汤，再加入盐、鸡精调味。此方适用于脾虚湿胜性乙型病毒性肝炎患者。

**淮山莲子薏苡仁汤**

淮山、莲子(去皮、芯)、薏苡仁各30克。将其分别洗净，加水500克，共用小火煮熟即成。此方可补脾益肾，适用于身体虚弱者。